JN078643

刊行にあたって

　本書「福島原発事故における公衆衛生課題とその対応－甲状腺検査と保健活動－」は、2018（平成 30）年 10 月 24 日～ 26 日に、福島県郡山市で開催された第 77 回日本公衆衛生学会総会におけるメインシンポジウム 1 ～ 4 について、その発表内容を元に、最新のデータを含めてまとめ直したものです。

　2011（平成 23）年 3 月 11 日に発生した東日本大震災により、福島県では、津波によって、東京電力福島第一原子力発電所において、全電源喪失があり、水素爆発が発生し、原子炉、建屋が損傷し、放射性物質が飛散しました。震災後、7 年が経過した 2018（平成 30）年、日本公衆衛生学会総会が、福島県で開催され、安村誠司学会長は、総会のメインテーマを、「ゆりかごから看取りまでの公衆衛生～災害対応から考える健康支援～」として、メインシンポジウムを 4 つ企画しました。それぞれのタイトルは、「福島県住民における放射線被ばくによる甲状腺がんリスク評価とリスクコミュニケーション」、「原子力災害と公衆衛生－地域の復興の現状と課題－」、「福島県甲状腺検査の現状の紹介と今後の方向性に関する論点」、「住民の健康をまもる保健師活動～災害後の保健活動から得たもの、今後の活動へつなぐこと」であり、現在も、福島で大きな議論となっている甲状腺がんの過剰発生への懸念のほか、多くの健康課題について、公衆衛生の取り組みが取り上げられました。

　そこで、日本公衆衛生協会では、原子力災害に伴い発生した健康課題に対し、公衆衛生としての対応がどのように行われたのか、その貴重な経験、知識の蓄積を多くの公衆衛生関係者に共有してもらうことを目的として、本書を発刊する運びとなりました。

　原子力災害は本来起こってはならないものですが、それでも私たちは起きてしまった時への備えをしなければなりません。公衆衛生関係者はもとより、広く保健医療福祉従事者が、本書を参考にして、それぞれの現場で、原子力災害に対する取り組み、平時の準備の重要性を、共有して頂くことを願っております。

　令和元年 10 月

日本公衆衛生協会
理事長　松谷　有希雄

はじめに

全国の公衆衛生関係の皆様へ－震災は続いています－

2011（平成23）年3月11日14:46に発生した東日本大震災から、はや8年以上が経過しました。福島県では、地震、津波により1,600人以上の多数の犠牲者が発生しました。岩手県、宮城県ではそれ以上の犠牲者が発生する未曽有の大災害となりました。さらに、東日本大震災による東京電力福島第一原子力発電所事故により、放射性物質が飛散し、福島県では、原発周辺市町村で避難指示が出され、最大16万人を超える県民が避難することとなりました。

さて、2018（平成30）年の日本公衆衛生学会総会の開催地は持ち回りで、東北・北海道ブロックの担当でした。2016年だったと思いますが、本学会の当時の理事長でいらした大井田隆先生から、「東日本大震災での公衆衛生活動の実態、特に、原発事故があった福島での復旧復興の姿を全国の公衆衛生関係者に伝えて欲しい。」旨、お話があり、総会の開催をお引き受けさせて頂きました。

私は、常日頃から、「生涯を通じた健康支援の重要性」を意識していましたが、震災後、7年目の総会であり、震災後の公衆衛生のあり方を考えると、何か特別なことがあるのではなく、日頃からの公衆衛生活動が重要であることに気づかされましたので、総会のメインテーマを、「ゆりかごから看取りまでの公衆衛生～災害対応から考える健康支援～」としました。また、福島では甲状腺がんの過剰発生への懸念が依然ある中で、公衆衛生のさまざまな取り組みがなされていることを、全国の公衆衛生関係者に伝える責務があると考え、メインシンポジウムを4つ企画しました。

本書は、それらメインシンポジウムにおける発表内容ついて、その発表内容を元に、最新のデータを含めてまとめ直して頂いたものです。公衆衛生関係者はもとより、広く保健医療福祉従事者が、本書を参考にして、それぞれの現場で、起こってならない原子力災害に対する取り組み、平時の準備や活動の重要性を、再認識頂く機会になれば幸いです。

最後に、本書の企画に多大の協力を頂いた公衆衛生学講座の岩佐 一先生、大類真嗣先生、森山信彰先生、中山千尋先生、小野道子先生、佐野 碧様、菅野くるみ様、大山純子様に深謝します。また、出版について日本公衆衛生協会の松谷有希雄理事長、若井友美様のご支援、ご協力に厚く御礼申し上げます。

2019年10月

第77回日本公衆衛生学会総会　学会長
福島県立医科大学医学部公衆衛生学講座　教授
安村誠司

目　　次

I

ゆりかごから看取りまでの公衆衛生
～原子力災害対応から考える健康支援～

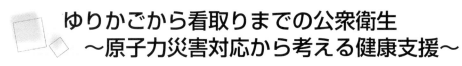

ゆりかごから看取りまでの公衆衛生
〜原子力災害対応から考える健康支援〜

福島県立医科大学医学部公衆衛生学講座
安村誠司

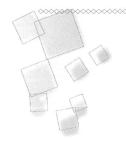

はじめに

　2011（平成23）年3月11日に東日本大震災が起こり、東北地方太平洋沿岸を中心に甚大な被害が発生しました。この年は第70回日本公衆衛生学会総会が秋田市で開催され、震災から半年後という時期で、本橋豊学会長が急遽、特別鼎談を企画され、被災県の公衆衛生関係者として岩手医科大学の坂田清美教授、東北大学大学院の辻一郎教授と私で、「被災地の公衆衛生を語る－課題解決に向けて－」について語り合いました。当時語られた復旧、復興に向けた課題は徐々に、解決されつつあると考えます。しかし、福島では東京電力福島第一原子力発電所事故（福島原発事故）による放射性物質の飛散に伴い、原子力発電所周辺の住民約16万人以上が避難を余儀なくされ、現在も、人々の健康の保持・増進、生活の支援には依然として問題は山積みです[1]。

　そこで、私が学会長を仰せつかった第77回日本公衆衛生学会総会ではメインテーマは、「ゆりかごから看取りまでの公衆衛生〜災害対応から考える健康支援〜」とさせて頂きました。「災害」は、日本公衆衛生学会総会では初めてのテーマであり、特別講演、メインシンポジウムはそれを意識した企画としました。本総会は東日本大震災という苦難の中で、前を向き、歩んでいる福島や東北の人々の命と健康を守り、生活を支援するために公衆衛生として何を行ってきたのか、また、今後行うべきなのか、考える機会になればと思っています。特に、放射性物質の飛散により子どもたちの甲状腺がんの過剰発生が懸念されたこともあり、この問題に関する最新の科学的知見についても紹介する必要があると考えました。

　災害はいつ、どこで起こるか分かりません。2018（平成30）年7月には西日本豪雨災害が発生しました。また、9月6日には北海道胆振東部地震も発生するなど、災害は決して他人事ではありません。本稿は、そのような視点から、私が考える公衆衛生のあり方について、まとめたものです。

1. 災害と公衆衛生

　災害は、災害対策基本法第二条に、「暴風、竜巻、豪雨、豪雪、洪水、崖崩れ、土石流、高潮、地震、津波、噴火、地滑りその他の異常な自然現象又は大規模な火事若しくは爆発その他その及ぼす被害の程度においてこれらに類する政令で定める原因により生ずる被害をいう。」と定義されています。また、防災は「災害を未然に防止し、災害が発生した場合における被害の拡大を防ぎ、及び災害の復旧を図ることをいう。」と定義され、公衆衛生における一次予防、二次予防、三次予防と同じ考え方で整理できます。災害には大きく、自然災害と人為的災害（人災）があります（表1）。日本における自然災害の歴史を見ると、約100年前の1923年の関東大震災をはじめ、記録のある明治時代以降ほぼ毎年、自然災害が発生しており、最近では2016年4月に熊本地震が発生し、2018年は7月に平成30年西日本豪雨災害、9月6日には北海道胆振東部地震が発生しています（表2）。災害は、多くの命を奪い、また、多くの人々に、身体的・心理精神的な悪影響を残すことが知られています。

　自然災害は、いつ、どこで起きるかを予想することはほとんど不可能であり、いずれの災害時も、被災者は「想定外であった。」と話しています。災害は、決して他人事ではないことを、理解しなくてはいけません。

表1　災害の種類

```
自然災害：
　気象災害
　　雨（大雨・集中豪雨）に起因 - 洪水、土砂など
　　風に起因 - 強風・暴風、竜巻、高潮、波浪
　　雪に起因 - 雪崩、積雪、吹雪
　　雷に起因 - 落雷
　　中長期の天候に起因 - 干ばつ、熱波、寒波、冷夏
　　その他 - 霜害、雹
　地震
　　地震に起因 - 液状化、津波、岩屑なだれ、がけ崩れ、火災
　噴火
　　噴火に起因 - 降灰、噴石、溶岩流、火砕流、泥流、山体崩壊、津波
人為的災害（人災）
　列車・航空・海難・交通事故、火災、爆発事故、炭鉱事故、石油
　流出、化学物質汚染、原子力事故、テロ、戦争、NBC災害、等
```

表2　近代の日本における自然災害の歴史

1872(明治 5)年	浜田地震
1923(大正12)年	関東大震災
1943(昭和18)年	鳥取地震
1946(昭和21)年	昭和南海地震
1959(昭和34)年	伊勢湾台風
1960(昭和35)年	チリ地震
1978(昭和53)年	宮城県沖地震
1983(昭和58)年	日本海中部地震
1991(平成 3)年	雲仙普賢岳火砕流
1995(平成 7)年	阪神淡路大震災
2007(平成19)年	新潟県中越沖地震
2011(平成23)年	東日本大震災
2014(平成26)年	広島市土砂災害
2016(平成28)年	熊本地震
2018(平成30)年	西日本豪雨災害
2018(平成30)年	北海道胆振東部地震

2. 東日本大震災後の福島における原子力災害

1）福島原発事故の規模（飛散した放射性物質の量、及び、その空間的広がり）

　福島原発事故によるヨウ素I-131放出量は、推計で、チェルノブイリ事故による放出量の約10分の1であることが分かります（表3）。しかし、一般に、福島原発事故は、チェルノブイリ事故と比較される場合が多いために、同等レベルの放射性物質の飛散量と意識されている感があります。その理由としては、原子力事象に適用される国際評価尺度でみた場合には、「ヨウ素131当価で数万TBq相当以上の放射性物質の環境放出」となってい

るため、同様のレベルである「7」(深刻な事故) と位置付けられたためである (表4)。

表3　原発事故によるヨウ素 I-131 の環境への推計放出量

ヨウ素I-131 $(Ci \times 10^3)$ 放出量	ヨウ素I-131 $(Bq \times 10^{15})$ 放出量	場所	時期
7,500,000	280,000	マーシャル群島	1946-1958
150,000	5,600	ネバダ核実験場	1952-1970
50,000	1,900	チェルノブイリ (ウクライナ)	1986
~5,000 *	190	福島原子力発電所 (日本)	2011
740	27	ハンフォード・サイト (USA)	1944-1972
60	2.2	サバンナ・リバー・サイト(USA)	1955-1990
8 – 42	0.3 – 1.6	オークリッジ国立研究所 (USA)	1944-1956
20	0.74	ウィンズケール原子炉 (イギリス)	1957
0.015-0.021	0.00055 - 0.0007	スリーマイル島 (USA)	1979

* 出典: ATSDR, NCI, 日本政府等の初期の報告書による推計

表4　原子力事象に適用される国際評価尺度

(注) 1Bq=10^{15}Bq (ヨウ素等価線量の算出に用いる倍率係数の例：^{134}Cs=3, ^{137}Cs=40, ^{60}Co=50, ^{90}Sr=20)

[出典] 原子力・エネルギー図面集 2012年版、電気事業連合会, INES User's Manual 2008 Edition (Revised), IAEA (2012)

　一方、飛散した放射性物質の空間的広がりを、福島事故とチェルノブイリ事故とを比較すると、福島で広がりがチェルノブイリと比べ、著しく限定的であることが分かります (図1)。「福島原発事故は、チェルノブイリ事故と同じレベルの事故であり、健康被害も、チェルノブイリ事故と同じように発生するのだろう。」と思っている方が多くいるのではないでしょうか。先入観にとらわれず、科学的、客観的なデータで議論する重要性を感じます。

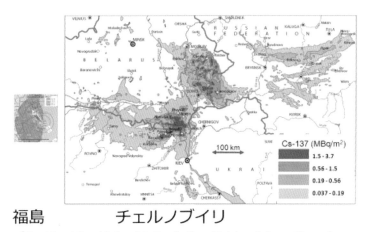

福島　　　　チェルノブイリ

（Dr. Kiyohiko Mabuchi. Radiation Epidemiology Branch,
Division of Cancer Epidemiology and Genetics, National
Cancer Institute, Maryland, USA, 2011.6.30.）

図1　福島原発事故とチェルノブイリ事故における
セシウム137の汚染地域の広がりの比較

2）福島における避難状況と避難に伴う死亡

　福島における避難区域の変化を見ると、当初の警戒区域、緊急時避難準備区域、計画的避難区域は、徐々に、避難指示が解除されてきました（図2）。年間積算線量が20mSv（ミリシーベルト）を超える恐れがあって、引き続き避難の継続が求められる地域である「居住制限区域」は、住民の一時帰宅や、道路などの復旧のための立入りができます。年間積算量が50mSvを超えて、5年間たっても年間積算線量が20ミリシーベルトを下回らない恐れがある区域は、「還困難区域」とされ、引き続き避難が必要ですが、縮小してきています。

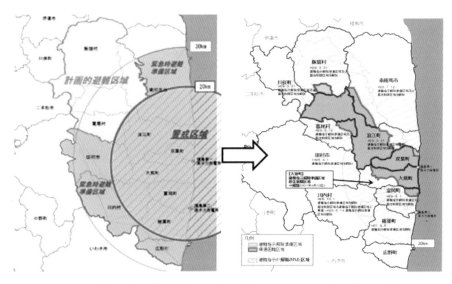

図2　避難区域の変化（2011年4月22日→2019年4月10日）

　原発事故に伴い原発から20km圏内は、入院患者を含め全ての住民が3月12日の避難指示により、避難を余儀なくされました。一般の被災者は概ね13日には避難が終了しましたが、約840人の入院患者は取り残され、懸命な搬送作業が行われました。その搬送中に12人が、搬送直後に搬送先で50人が亡くなったと報告されています[2]。また、避難区域内における施設入所高齢者も避難を余儀なくされたのですが、震災前年の2010年の死亡者数と比べ、震災後である2011年の死亡者は約2.4倍となっていました[3]。このことは、避難をしなければ死亡せずにすんだ高齢者が死亡することになったことを意味しており、これらの死亡を平時よりも増加した死亡という意味で、超過死亡と言います。原子力災害時の避難のあり方を改めて考える必要があります。

　では、現在、福島県民の避難状況はどうなっているでしょうか。震災後、16万人以上が県内外に避難していましたが、直近では、福島県内（11,084人）と福島県外（31,483人）を合わせて、合計42,567人（含む自主避難者 福島県庁 2019年3月31日）と減少しています（図3）。

　避難により死亡には至らないまでも、体調を崩す人が多数いることは言うまでもありません。

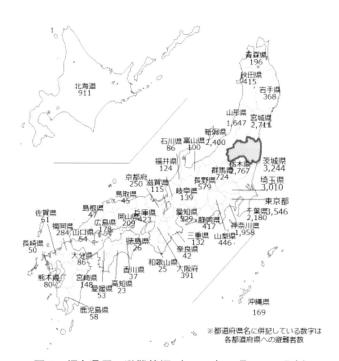

図3　福島県民の避難状況（2019年7月10日現在）

3）福島における健康影響としての震災関連死

　東日本大震災における「震災関連死」は、「東日本大震災による負傷の悪化等により亡くなられた方で、災害弔慰金の支給等に関する法律に基づき、当該災害弔慰金の支給対象となった方」と定義されています（災害対策基本法　第8条）。また、一般に、災害弱者

と言われる「災害時の要配慮者」とは、必要な情報を迅速かつ的確に把握し、災害から自らを守るために安全な場所に避難するなどの災害時の一連の行動をとるのに支援を要する人々をいい、一般的に高齢者、障害者、外国人、乳幼児、妊婦等があげられています。

　東日本大震災における震災関連死は、岩手県、宮城県と比べ、福島県では著しく多く、かつ、現在も増加していることが特徴的です（図4）。

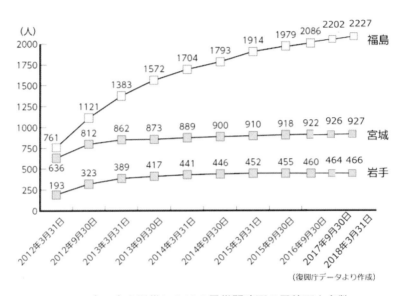

（復興庁データより作成）

図4　東日本大震災における震災関連死の累積死亡者数

4）震災後の県外からの支援について

　岩手県、宮城県・仙台市には、震災直後から災害支援ナースが派遣されました。ただ、残念ながら、福島県には、県から厚生労働省に対して保健師の派遣依頼をしたものの、原発事故による放射線への被ばくの懸念から、日本看護協会で、看護職の福島県への派遣をしないという機関決定がなされたために、当初は、保健師の派遣はありませんでした。放射線量の高い地域から線量の低い安全な場所に避難所があり、そこでは、地元の保健師とともに、県内の保健師が応援で派遣されていましたが、圧倒的に人数が足らない中、適切な対応ができない状況でした。保健師さんの悲鳴が私にも届き、厚生労働省に「危険な場所で支援してもらう訳ではないので、できるだけ早く支援に来てもらいたい。」と直接談判せざるを得ないほど、切羽詰まっていました。厚生労働省の保健指導室から、「福島県内への保健師等の派遣について（依頼）」が、3月27日に発出されましたが、その間の福島県の保健師等関係者の「見捨てられた」感は深く、長く続くものとなりました。

　日本には、運転中（または、運転可能）な原子力発電炉は、北は北海道から、南は九州まで37碁あると言われている（一般社団法人 日本原子力産業協会、2019年8月2日現在）。つまり、福島原発事故を考えてみれば、事故が起これば、風によって放射性物質は飛散するため、原発立地道県でなくても無冠である都府県はない、と言って間違いありません。

3. 国（厚生労働省、環境省）の関わり

　厚生労働省は、被災者等の健康状態等に関する調査と被災者を支える体制を整える調査を、平成 23 年度 厚生労働科学研究費補助金（厚生労働科学特別研究事業）「東日本大震災被災者の健康状態等に関する調査」として、実施することを決めました。岩手県、宮城県、福島県が対象地域で、国立保健医療科学院が統括する形でしたが、後述のように、福島県では、県民健康調査（当初の名称は、県民健康管理調査）を実施することになったため、対象地域からは抜けました。

　一方、環境省は、「平成二十三年三月十一日に発生した東北地方太平洋沖地震に伴う原子力発電所の事故により放出された放射性物質による環境の汚染への対処に関する特別措置法（いわゆる、放射性物質汚染対処特措法）の下、さまざまな施策が実施されました。国の予算は 2011（平成 23）年度の第二次補正予算で「福島県 原子力被災者・子ども健康基金」として福島県に約 962 億円が交付され、そのうち、782 億円が以下に述べる「県民健康調査」を含めた健康管理・調査事業費となっています。したがって、健康管理・調査事業費は 30 年間分ということでしたので、毎年の費用は約 26.1 億になり、経費の不足が当初から懸念されています[4]。

4. 福島県「県民健康調査」について

　上述のように、国からの基金を基に、福島県は「県民健康調査（当初は、県民健康管理調査）」を実施することになり、福島県立医科大学が業務を受託し、本調査の企画、運営、評価を行うことになりました。本調査は、「福島県では、東京電力株式会社福島第一原子力発電所事故による放射性物質の拡散や避難等を踏まえ、県民の被ばく線量の評価を行うとともに、県民の健康状態を把握し、疾病の予防、早期発見、早期治療につなげ、もって、将来にわたる県民の健康の維持、増進を図ること」が目的となっています[5]。

　2011（平成 23）年 5 月 13 日に 福島県「県民健康管理調査」検討会準備会が、その後、5 月 27 日に 福島県「県民健康管理調査」第 1 回検討委員会が開催され、調査の大枠が検討されました。福島県立医科大学では、6 月 1 日に、県民健康管理調査事務局を医学部公衆衛生学講座に開設し、調査の準備を本格的に開始しました。6 月 30 日には猪苗代町への避難者に基本調査問診票の説明・配付することで、調査が開始しました。

　県民健康調査は、全県民の外部被ばく線量を推計する基本調査の他、18 歳以下の全県民を対象とした甲状腺検査、避難区域の住民を対象とした健康診断、こころの健康度・生活習慣に関する調査、さらに、母子健康手帳を交付された妊婦さんを対象とした妊産婦に関する調査の 4 つの詳細調査から構成されています（図 5）[6]。

　「放射線被ばくにより、健康影響が発生するのか、発生するとすれば、どのような健康影響が発生するのか。」という疑問に関して、疫学調査における因果関係の考え方から見れば、原因（危険因子）が放射線被ばくであり、基本調査で把握し、結果は、甲状腺がんなどについては甲状腺検査で、妊産婦や乳幼児への影響は妊産婦に関する調査で、身体的・

心理精神的な健康影響を健康診査・こころの健康度・生活習慣に関する調査で評価するという枠組みになっています。

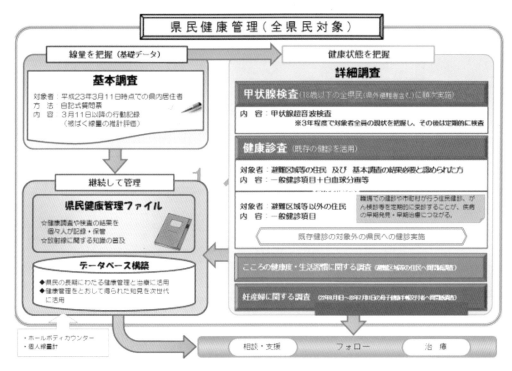

図5　県民健康調査の概要

1）基本調査

　基本調査は、全県民を対象として、事故後4ヶ月間の外部被ばく線量を推計するための調査で、問診票に、各人の4ヶ月間の行動記録を記載頂き、それに基づき、線量推計を行っている。2019（平成31）年3月31日現在で、対象者 2,055,248 人のうち 568,331 人から回答があり、回答率は 27.7％となっています。推計期間が4ヶ月未満の方を除き、累計 475,190 人の推計のうち放射線業務従事経験者を除く 465,999 人の推計結果は、中央値が 0.6mSv、平均値が 0.8mSv であり、最高値は 25mSv でした。方部別では、県北地区では約 87％の方が、県中地区では約 92％の方が 2mSv 未満となっていました。また、県南地区では約 88％の方が、会津・南会津地区では 99％以上の方が 1mSv 未満となり、相双地区は約 77％の方が、いわき地区でも 99％以上の方が 1mSv 未満となっていました。いずれの地域でも、外部被ばく線量は極めて低いと評価されます。

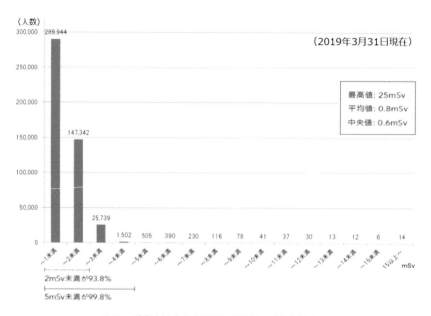

図6　外部被ばく実行線量推計—基本調査—

2）詳細調査 – 甲状腺検査 –

　甲状腺調査は、「チェルノブイリ原発事故後に明らかになった放射線による健康被害として、放射性ヨウ素の内部被ばくによる小児の甲状腺がんが報告されています。

　福島県では、チェルノブイリに比べて放射性ヨウ素の被ばく線量が低く、放射線の影響は考えにくいとされていますが、子どもたちの甲状腺の状態を把握し、健康を長期に見守ること」が目的で実施されています[7]。

　日本学術会議 臨床医学委員会 放射線防護・リスクマネジメント分科会は、「報告　子どもの放射線被ばくの影響と今後の課題－現在の科学的知見を福島で生かすために－」(2017年9月1日[8]）の中で、「要旨　2　報告の内容　（1）子どもの放射線被ばくによる健康影響に関する科学的根拠」で、「原子放射線の影響に関する国連科学委員会（United Nations Scientific Committee on the Effects of Atomic Radiation: 以下、UNSCEAR）は、福島原発事故を受けて、放射線の人体影響の科学的知見や事故後の被ばく線量の推定値から、『将来のがん統計において事故による放射線被ばくに起因し得る有意な変化がみられるとは予測されない、また先天性異常や遺伝性影響はみられない』と言う見解を発表している。一方、甲状腺がんについては、最も高い被ばくを受けたと推定される子どもの集団については理論上そのリスクが増加する可能性があるが、チェルノブイリ事故後のような放射線誘発甲状腺がん発生の可能性を考慮しなくともよい、と指摘している。」と述べている。

　また、2019（令和元）年7月8日に開催された福島県「県民健康調査」第35回検討委員会では、甲状腺検査評価部会から「甲状腺検査本格検査（検査2回目）結果に対する部会まとめ（令和元年6月）」として、「…よって、現時点において、甲状腺検査本格検査（検査2回目）に発見された甲状腺がんと放射線被ばくの間の関連は認められない。」と報告された内容について概ね了承されました。

放射線被ばくと甲状腺がんの発見には関連がない、と考えるのが、科学的知見の適切な解釈であると考えられます。しかし、甲状腺検査において、甲状腺がんが一定数発見されたことについて、さまざまな見解が提示されています。そこで、本書では、この問題について、科学的に、客観的に議論された内容を掲載しました（Ⅱ. 1（P16）～Ⅲ. 6（P64））。

3）県民への様々な支援

　福島県では、特に、被災者に対して、被災者健康支援・心のケアとして、被災者健康支援活動や被災者の心のケアなど、また、子育て支援として家庭訪問型子育て支援「ホームスタート」といった名称の支援事業をさまざま展開しています。

　福島県立医科大学では、県民健康調査の中で、甲状腺検査においては、検査の一般会場において「結果説明ブース」を開設して、当日の検査結果について暫定的な結果について医師が説明をしています。また、甲状腺検査について、児童・生徒や保護者への説明などのために、小学校等への出前授業や、出張説明会も求めに応じて開催しています。

　こころの健康度・生活習慣に関する調査では、回答された結果に基づき、放射線医学県民健康管理センターから、保健師、臨床心理等が、電話での相談、支援も行っています。

　また、妊産婦に関する調査でも、回答された結果に基づき、助産師等が電話やメール等で助言、支援を行っています。

　いずれの調査においても、調査を実施すること自体が目的ではなく、避難者等の健康や生活における不自由さや悩みに向き合い、支援すること、さらに、全体の状況を把握し、適切な対応に結びつけることが、最大の目的です。

5. 公衆衛生の先人に学ぶ

　今から約23年前の1995（平成7）年1月17日に、阪神・淡路大震災が発生しました。当時はまだ、災害時の公衆衛生の役割、活動について蓄積がありませんでした。その中で、多田羅浩三教授（大阪大学）は、日本公衆衛生学会総会教育講演「災害と公衆衛生活動」の中で、「…大規模震災下においても保健所は、不衛生な生活状態の是正や、伝染病や食中毒の発生予防業務の推進、また被災者の健康管理と保持のための保健活動、精神障害者への対応などに、地域の公衆衛生活動の拠点として、活動しなければならない。これらの点について、保健所が今回の大震災下において非常に重要な役割を果たしたことについては、上の実績からも確認することができると思われる。…このことから災害時の公衆衛生活動の基本は、平常時からの地域における対人サービスの基盤の充実にあるということを改めて強調したい。」[9)] と述べられています。まさに、今回の東日本大震災にも通じる先人の言葉です。

　また、故新井宏朋教授（山形大学）は、同じく1995年の日本公衆衛生学会総会学会長講演「疾病管理から健康政策への推進へ」の中で、公衆衛生の新しい活動モデルを提示しました。「…これまでの公衆衛生は2輪のバイクで山登りをしてるようなものだった。医師がハンドルを握り、保健婦が後ろに乗せられている。…これからの公衆衛生、将来の健

康福祉はもっと高い山に登ることを要求されている。2輪バイクから大型の4輪駆動車に乗り換えなければならない。…この4輪駆動車は行政の担当者がハンドルを握り、住民はその横で登っていく方向を指し示し、保健医療福祉の専門家は後席でアドバイスしている。…」と述べています[10]。「住民の思い」を柱の一つにするという当事者性の重視を提示していたことは現在に通じる卓見と思います。

最後に

今回の東日本大震災を通じて、今まで気づかなかったことに気づかされることが多々ありました。震災で良いことなど何もなかった、というのが実感ですが、震災があったことで、新たな出会いや学びがあったことも事実です。

1. 公衆衛生関係者の災害に対する意識の重要性
    →災害は、いつ、どこで発生するかわからないという意識
2. 一般的な自然災害に対応する公衆衛生の対応について
    →備蓄の準備のほか、平時の活動の延長線上である
3. 原子力災害における公衆衛生の対応について
    →非立地都府県、市区町村も準備は必須
4. 情報収集システムの構築の必要性について
    →健康情報を含む総合災害情報システム構築の必要性
5. DHEAT（災害時健康危機管理支援チーム）との活動強化、連携の促進
    → DHEAT活動から学び、活動基盤を作る
6. 災害の公衆衛生、災害の疫学の構築

本稿は、第77回日本公衆衛生学会総会における学会長講演「ゆりかごから看取りまでの公衆衛生〜災害対応から考える健康支援〜」に加筆修正したものです。記述した内容については、福島県立医科大学の公式な見解ではなく、あくまで著者の見解をまとめたものであり、その責任は全て著者にあります。

参考文献

1）安村誠司. 全国の公衆衛生関係者の皆様へ－震災は続いています－. 安村誠司編. 原子力災害の公衆衛生. 東京：南山堂. 2014; V

2）Tanigawa K, Hosoi Y, Hirohashi N, et.al. Loss of life after evacuation: lessons learned from the Fukushima accident. Lancet 2001;379: 889-891.

3）Yasumura S, Goto A, Yamazaki S, et al. Excess mortality among relocated institutionalized elderly after the Fukushima nuclear disaster. Public Health 2012; 22:375-383.

4）福島民報.「健康守れるか　財源の確保不透明　県民被ばく量調査」 2011年8月26

日

5）福島県ホームページ．県民健康調査について．（https://www.pref.fukushima.lg.jp/site/portal/ps-kenkocyosa-gaiyo.html, 2019 年 8 月 27 日アクセス可）

6）Yasumura S, Hosoya M, Yamashita S, et al. Study Protocol for the Fukushima Health Management Survey. J Epidemiol 2012;22:375-383.

7）福島県ホームページ．甲状腺検査について．（https://www.pref.fukushima.lg.jp/site/portal/ps-kenkocyosa-gaiyo.html, 2019 年 8 月 27 日アクセス可）

8）日本学術会議 臨床医学委員会 放射線防護・リスクマネジメント分科会．報告 子どもの放射線被ばくの影響と今後の課題−現在の科学的知見を福島で生かすために−（2017 年 9 月 1 日）．（http://www.scj.go.jp/ja/info/kohyo/pdf/kohyo-23-h170901.pdf, 2019 年 8 月 27 日アクセス可）

9）多田羅浩三．教育講演 4「災害と公衆衛生活動」．日本公衆衛生雑誌 1995; 42(10) 特別付録 : 71-72.

10）新井宏朋．活動モデルの有効性−私の経験から．健康福祉の活動モデル 考え方・つくり方・活かし方．東京：医学書院．1999; 4-9.

II

放射線被ばくによる甲状腺がんリスク評価

1. 福島県住民における放射線被ばくによる甲状腺がん リスク評価とリスクコミュニケーション

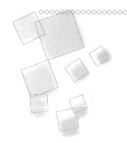

国際医療福祉大学クリニック

鈴木　元

大阪大学大学院医学系研究科

祖父江友孝

　チェルノブイリ原発事故後の健康影響としては、小児の甲状腺がんの増加が確認されているため、福島県原発事故後の健康影響においても、小児甲状腺がんの動向が注目されている。本シンポジウムでは、「福島県住民における放射線被ばくによる甲状腺がんリスク評価とリスクコミュニケーション」をテーマとして、住民レベルの甲状腺等価線量を推定する研究の進展を踏まえ、甲状腺がん罹患リスクの情報源である福島県小児甲状腺超音波検査とがん登録データの現状を考慮した上で、正確なリスク評価の方向性について議論した。さらに、放射線と甲状腺がんのリスクコミュニケーションについても言及した。

　本シンポジウムでは、冒頭の座長からの主旨説明を、スライドを用いて行った（図）。福島県住民における放射線被ばくによる甲状腺がんリスク評価を正しく行うには、放射線被ばく線量情報とがん罹患情報を正確に把握する必要がある。

　福島県民健康調査では、行動記録により外部被ばく線量を個人単位で推定しているが、甲状腺に対する放射線被ばく線量は、半減期の短い放射性ヨードが甲状腺に選択的に取り込まれるために内部被ばくの寄与が大きく、外部被ばくだけでは不十分である。内部被ばくを考慮した被ばく線量としては、現在、UNSCEAR 報告書（2013）で示されている集団レベルの推定線量が利用可能であるが、いくつかの公的研究班が、種々のデータを利用して内部被ばくを考慮した個人レベルの線量の推定を行っている。この途中経過を、鈴木氏、大原氏より報告していただいた。その報告の中で、事故当時の内部被ばく実測値が決定的に不足していることが指摘された。今後、福島県民健康調査の行動記録等も活用して、内部被ばくを考慮した個人線量の推定が進むことが期待される。

　一方、甲状腺がん罹患情報を正確に把握するための最も有効な情報源は地域がん登録である。福島県は 2008 年に県レベルの地域がん登録を開始した。2016 年以降は、法律に基づく国の事業としての全国がん登録に移管している。地域がん登録（全国がん登録）は、個人情報を保有しているため、福島県民健康調査に基づいて個人線量が推定されている人の、その後のがん罹患情報を照合により把握することができる。このため、甲状腺超音波検査による甲状腺がん発見例を罹患情報源として利用する必要はない。むしろ、甲状腺超音波検査を行うことで罹患率が増加し、その増加の程度が検診の実施状況により左右され

るため、甲状腺超音波検査の実施状況が解析の際の最大の交絡要因となる可能性が高い。実際、片野田氏の発表の中で、年度・地域ごとに検診間隔、要精検率、細胞診実施率が異なり、それらが甲状腺がん発見率と関連していることが示された。残念ながら、県民健康調査の部会等では、今のところがん登録情報が利用されていない。今後は、県外のがん登録も含めて、がん罹患情報源としてがん登録情報を系統的に利用していく必要がある。

　放射線被ばく線量情報とがん罹患情報が正確に把握した上で、これらを個人単位で照合して解析に用いる必要がある。この理由は、線量と罹患の関連を解析する上で、集団単位の解析では、交絡要因を適切に調整することができないから、である。個人単位で線量情報と罹患情報を突合した上で、調整因子についても個人単位に突合して追加し、適切な調整をした上での関連解析を行うことになる。この際、調整因子候補としては、甲状腺がん罹患には強力なリスク因子が存在しないので、最も影響が大きいと考えられるのが超音波検査の受診状況である。調整方法としては、対象者全体を含む多変量解析モデルに調整因子としての変数を追加する方法だけでなく、甲状腺がん罹患者（症例）に対して対象者中の非罹患者の中から適切なマッチングにより対照を選択し症例対症研究の形で調整を行うことや、propensity score を用いての調整など、複雑な構造を持つ超音波検査受診関連の因子を調整する方法を工夫する必要がある。

　こうした解析を適切な手順で行っていくには、まだ時間がかかりそうである。リスクコミュニケーションの立場からは、こうした場合にでも、可能な範囲で情報提供を行うことが信頼を維持するためには必須の要素となる。これまでに何が判明して何が判明していないのか、これからどのような解析が予定されているのか、などを可能な範囲で公表していく姿勢が今後は求められていると考える。

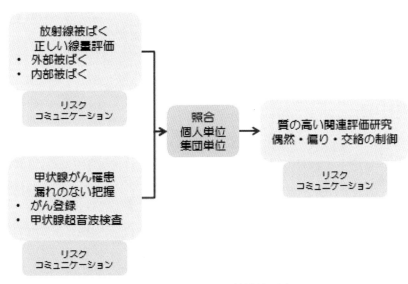

図　福島県住民における放射線被ばくによる
　　甲状腺がんリスク評価とリスクコミュニケーション

2. 福島県住民における甲状腺被曝線量推計の 方法論・現状と課題

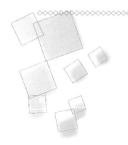

国際医療福祉大学クリニック

鈴木　元

はじめに

　放射線災害の歴史を振り返ると、実際の放射線被曝に起因する害（急性放射線障害や晩発影響としてのがんや循環器疾患、遺伝性影響等）に比べて、放射線影響に対する個人の不安や社会からの差別・風評被害などに起因するストレスなどの「間接的害」のほうが大きいとされる[1,2]。公衆衛生上、「間接的害」に対する手当が重要である事は論を待たないが、「間接的害」を解消するためには被曝線量といった客観的データを国民の間で共有する努力が欠かせない。被曝線量の大凡のレベルに関して国民のコンセンサスが形成されるなら、上記の放射線に起因する害の発生確率について科学的議論が可能になり、時間はかかってもコンセンサスが形成されていくであろう。そして、それに伴い後者の「間接的害」も徐々に緩和されると期待できる。

　福島第一原子力発電所事故（以後、福島原発事故と略す）後の状況を概観すると、現場で緊急時対応を行った作業員においてすら急性の放射線傷害が発生するような被曝線量を受けなかったという点では、既に国内外の専門家の認識が一致している[3]。また、水道や食品のモニタリングと食品の暫定基準に基づく出荷制限措置などが有効に働き、チェルノブイリ原発事故後の旧ソ連邦で見られた様な慢性的な内部被曝は予防された。ホールボディカウンター（WBC）による住民の放射性セシウム実測値の低さがそのことを如実に証明している[4]。その一方、甲状腺に蓄積し易いため小児甲状腺がんリスクを高める半減期が短い放射性ヨウ素（I-131,I-132,I-133,I-135）に関しては、環境中の実測値および甲状腺の実測値が少なかったため、住民の不安は高かった。「原子放射線の影響に関する国連科学委員会」（UNSCEAR）は、大気輸送・拡散・沈着モデル（ATDM）を使ったシミュレーションで甲状腺被曝線量を推計した[3]。そして、福島県民の1歳児の市町村別の平均甲状腺吸収線量は、避難地区で15〜83mGy、非避難地区で33〜52mGy（ほぼ甲状腺等価線量mSvと同じ）と評価し、小児甲状腺がんの増加を検出するのは難しいとの判断を下している。UNSCEARの評価値は、数は少ないが甲状腺実測値から評価される甲状腺等価線量より数倍大きく、多くの日本人専門家は過大評価になっていると考えていた[5,6]。しかし、超音波装置を使った甲状腺スクリーニング検査により、福島県で多数の小児甲状腺がんが

発見されたこともあり、国民の一部に UNSCEAR の評価値に対する疑心暗鬼が芽生えてしまった事も事実である。そして、不安をかかえた住民が甲状腺検査を希望する事態が福島県だけでなく、近隣県でも発生した。

チェルノブイリ原発事故後の疫学調査や外部被曝を受けた小児コホートの統合解析結果から、50mGy の甲状腺吸収線量で甲状腺がんリスクの上昇が観察されること、また外部被曝集団の解析では放射線リスクがそれ以下の線量でなくなるしきい線量が 30 ～ 40mGy にある可能性が報告されている[7,8]。このため福島原発事故後の小児甲状腺線量が 50mGy オーバーのレベルに達しているのかどうかを住民に伝えることが重要と考える。

本小論では、甲状腺被曝線量の推計方法を説明し、筆者たちが過去 5 年間環境省の研究費を受けて実施してきた線量再評価の包括研究において、甲状腺線量評価の不確実性を減らすポイントと残された課題を述べたい。

1. 原発事故後の甲状腺スクリーニングの手法（総論）

吸入あるいは飲食によって放射性ヨウ素 I-131 が体内に取り込まれると、その 10 ～ 30％が 48 時間以内に甲状腺に蓄積される。I-131 の実効半減期は成人で約 7 日、5 歳児で約 6 日、乳児で約 5 日と短いので、時間が経過するほど、また甲状腺がんリスクの高い小児ほど検出が難しくなる。可能であれば、放射性ヨウ素の摂取後 1 ～ 2 週以内に甲状腺の放射活性を測定することが望ましい。

汚染レベルが福島原発事故より高かったチェルノブイリ事故では、事故後 2 ～ 3 週以内にベラルーシで約 13 万人、事故後 2 ヶ月以内にウクライナで 15 万人以上、事故後 3 ヶ月以内にロシアで 45,000 人が甲状腺直接測定を受けたと報告されている[9]。福島では 2011 年 3 月末に 1,080 名の小児が甲状腺測定を受けたのに比べると、規模の違いが際立っている。以下は、ベラルーシで実際に行われた簡易測定[10]を参考に纏めた。

核災害・原発事故などでは、I-131 以外に Cs-134、Cs-137 などの核分裂生成物もまた体表面に付着していたり、体内に取り込まれたりしている。また、測定環境にも核分裂生成物が存在している。このような状況で精度良く甲状腺の I-131 の活性を測定するためには、①体表面汚染の除染が済んでおり、②衣服にも汚染がないこと（検査前の衣服の着替え）、③バックグラウンドの放射能が低い場所で測定することが肝要である。測定装置としては、④ガンマ線スペクトロメータを備えた甲状腺モニター装置やホールボディカウンター（WBC）装置があれば、装置が遮蔽されていることも有り③の影響が少なく、かつ I-131 とその他の核種を分別して測定できるのでベストである。しかし、多くの住民をスクリーニングするのであれば、⑤ NaI（Tl）ガンマ線サーベイメータを使った甲状腺簡易測定が現実的である。（ベラルーシでは、感度は悪くなるがガンマ線測定モードで GM サーベイメータが主に使われた）。サーベイメータのプローブをサランラップ等で保護し、肝臓に当て、バックグラウンドの線量率をまず記録する。これは、環境中のガンマ線の他、体内に取り込まれ比較的均一に分布している放射性セシウムからのガンマ線からのバックグラウンドの線量率（A）を測定するためである。次いで、頚部喉仏と胸骨上端の間にプロー

ブを当て、甲状腺からのガンマ線線量率（B）を測定する。B から A を差し引いた線量率を甲状腺に取り込まれた放射性ヨウ素の線量率とみなして記録する。⑥避難行動、飲食、安定ヨウ素剤などに関するインタビューを行う。これは、放射性ヨウ素の摂取時期や経路を推定するのに役立つ。⑦年齢別の甲状腺ファントムと標準線源を用いて簡易測定で用いたサーベイメータのキャリブレーション・カーブを作成し、⑤で得られた各人の線量率を I-131 活性に換算する。頸部へのプローブの当て方（ジオメトリー）により測定値に不確実性が生じるので、その巾も評価する。

　精度管理のためには、⑤の簡易測定した集団の一部住民を、④の甲状腺モニターや WBC で精密測定を行うのが理想的である。

　ベラルーシの実践では、体表面汚染の除染が出来ていなかったり、汚染した衣服のまま測定したり、バックグラウンドの線量率を計測できていなかったりした例も多かったという。実践に当たり、注意すべき点である。

2. 事後的な甲状腺線量の評価手法と不確実性（総論）

　甲状腺実測値がない場合には、シミュレーションに頼ることになる。大まかな流れを以下に述べる。① I-131 などの放射性物質の時間当たりの放出量および放射性物質の化学型や粒子径などの放出源情報（ソースタームという）と事故当時の気象データを用いて ATDM シミュレーションをおこない、大気中の放射能濃度および沈着量の時間空間分布のデータベースを作成する。②特定の場所に居た住民の I-131 等の放射能の吸入摂取量を ICRP の呼吸モデルで計算する。③特定の場所に居た住民の I-131 等の放射能の経口摂取量を水や食品の汚染濃度と標準的な摂取量とを用いて計算する。④上記②③で計算された I-131 の吸入摂取量と経口摂取量から ICRP の等価線量換算係数を用いて甲状腺等価線量を計算する。

　大まかな流れを 4 段階で説明したが、それぞれのステップに様々な不確実性が含まれている。①の ATDM シミュレーションが一番大きな不確実性を持っている。相互に関連するが、(a) ソースタームの不確実性、(b) 気象場データの不確実性、(c) ATDM のパラメータの不確実性がある。核燃料の燃焼度合いから原子炉内の核種の割合は推計できても、福島原発事故のように原子炉格納容器の劣化に伴い漏れ出す核種の割合は核種の揮発性により異なり、さらに粒子径や化学型は環境中のダストの実測値が豊富に無い限り推計値の不確実性は大きい。放射能の時間当たりの放出量に関しても、空間的に多数の地点の連続的な線量率やダストモニタリングデータが無いと、不確実性を解消できない。ATDM シミュレーションでは、環境中の放射能濃度の実測値を再現出来るように ATDM のパラメータを最適化し、それでも最適化できない場合にはソースタームの修正や気象場の修正によりさらに最適化を図っていく。しかし、実測値が不足している場合には、ATDM シミュレーションの不確実性の巾はファクター 10（10 倍過大ないし 1/10 過小）を超すと云われている。

　②のステップの吸入量にも不確実性がある。（イ）プルーム通過が 1～3 時間程度の場合、

記憶によるアンケート調査では、その時間帯に実際に滞在していた場所が不確実であり、また個々人の避難行動パターンと平均的な避難行動パターンとの違いによる集団の線量分布の不確実性がある。（ロ）屋外だったのか屋内だったのか、屋内だったとして気密性の高い建物だったのかどうか等の不確実性もある。屋内退避の吸入被ばくの低減係数は、0.1未満から1オーバーまで変動する。

③のステップでは、水や食品の実測値がない場合にはシミュレーションにより推計する事になり、不確実性が大きい。市場出荷前の実測値があっても、それが流通して住民の口に入ったかどうかは不確実である。また標準的な水・食品摂取量の仮定に不確実性がある。

④のステップに関しては、日常的に安定ヨウ素の摂取量が多い日本人の場合、吸入あるいは摂取された放射性ヨウ素の甲状腺への蓄積量は、ICRP の甲状腺モデルで仮定されている蓄積量（30%）より少ない（10〜30%）事が知られている[11]。また、甲状腺の体積に関しても日本人は ICRP の標準人より小さいとの報告もある[12]。

UNSCEAR 2013 報告書は、2012 年 10 月までに収集した情報に基づき ATDM シミュレーションを行い、線量評価を行ったため、多くの不確実性をかかえていた。2012 年 10 月以降のデータを駆使した線量再評価が必要である。

3. これまでの福島原発事故後の線量評価

福島県は 2011 年 3 月 26 日〜 30 日の間に事故当時 15 歳以下の小児を対象に NaI(Tl) シンチレーションサーベイメータを用いた甲状腺簡易測定を実施した。川俣町で 631 名（対象小児全数の 32.9%）、飯舘村で 315 名（同 36.4%）、いわき市で 134 名（同 0.27%）の合計 1,080 名である。その結果から、Kim らは飯舘村、いわき市、川俣村の 1 歳児の甲状腺等価線量の 90 パーセンタイル値をそれぞれ 30，30，20mSv と評価した[6]。その他、少数だが弘前大の床次らが南相馬市小高区からの避難住民と浪江町津島の非避難住民の合計 46 名をガンマ線スペクトロメータで測定した。その中央値は、小児で 4.2mSv、成人で 3.5 mSv、最大値は小児で 23 mSv、成人で 33 mSv と報告されている[5]。また長崎大の松田らが福島から避難ないし帰還してきた住民や作業員等の合計 173 名の WBC 結果を報告している[13]。このうち、^{131}I、^{134}Cs、^{137}Cs が定量できた 49 名の亜集団の甲状腺等価線量の幾何平均値は 0.67 mSv、最大 18.5 mSv であった。ちなみに同じ行動パターンを 1 歳児がとった場合の線量はこの約 2 倍になる。しかし、これらの 1300 に満たない実測値は、地域的な線量分布を検討するにはあまりに少なすぎた。

そこで、UNSCEAR 2013 年報告書では Terada ら[14] によって報告されていた原発からの放射性核種の単位時間当たりの放出量（ソースターム）と当時の気象場のデータを用いた ATDM シミュレーションにより、年齢区分別、市町村別の平均甲状腺線量を推計した[3]。UNSCEAR の 1 歳児（10 歳児）の甲状腺吸収線量（ほぼ等価線量に等しい）は、避難地域で 15 〜 83（12 〜 58）mGy、福島県非避難地域で 33 〜 52（0.09 〜 14.8）mGy で、不確実性の巾は 5 倍程度あるとされた。しかし飲食からの線量を 1 歳児（10 歳児）で一律 33（15）mGy と評価しており、流通実態と合わない過大評価であった。UNSCEAR は、2019 年末

までの発表データを取り込み、事故後 10 年の 2021 年を目途に線量再評価を予定している。

4. 甲状腺線量再評価の研究動向

甲状腺実測値の不足はいかんともし難い。このため、甲状腺線量推計を精緻化するためには ATDM の精緻化が不可欠であり、第 3 章で列挙した ATDM をベースに甲状腺線量を評価する場合の不確実性を解消ないし低減することが不可欠である。また、一部の市町村では数は少ないが実測値があり、ATDM シミュレーションの評価との比較が可能である。両者間に違いがあるのであれば、系統的な誤差なのかどうかを評価する必要がある。

1）ソースタームと ATDM の精緻化

UNSCEAR 2013 報告書では、JAEA の Terada らが報告 [14] したソースタームを使っていた。その後、太平洋上への放射性核種の沈着データが充実したことより、JAEA の Katata ら [15] が新たなソースタームを発表し、Chino ら [16] によりさらに修正されている。筆者の共同研究者である JAEA の永井らは、ATDM の一種である世界版緊急時環境線量情報予測システム（WSPEEDI）によるシミュレーションを実施する過程で、Katata ら ,Chino らのソースタームを出発点に使いながら、次節で述べる大気中浮遊物質（SPM）測定濾紙に残されていた Cs-137 連続測定値を再現できるようにインバース・モデリング手法により経時的放出率を微修正している。

私たちの研究班では、ソースタームのうち主要な放射性核種に関しては、Katata らの仮定を基本的に踏襲している。即ち、I-131 の化学型は、粒子：元素ガス：メチルヨウ素比 ＝ 5：2：3 とし、I-131/Cs-137 比に関しては、実測値の乏しい 3 月 12 日から 15 日に関しては、基本的に 1：10 とし、3 月 15 日夜から 16 日未明に関東に流れたプルームに関しては、関東地区の測定値で 1：60、楢葉局での測定値で 1：30 と仮定した（拡散の途中でフィルタリングがかかり、比が変化する）。3 月 12 日のプルームに関しては、浪江町、双葉町からの避難住民の衣服の Ge‐γ スペクトロメータ解析結果 [17] を採用している。

WSPEEDI の精緻化に最も役立ったのは、東京大学の森口先生等の研究グループが行った大気中浮遊物質（SPM）測定基地のフィルターに残っていた半減期の長い Cs-137 や I-129 の連続測定値である [18]。SPM の解析に関しては、森口班の大原先生の文章を読んでいただきたい。永井らは、既に公開されていた Cs-137 の連続データを用いて WSPEEDI の精緻化とソースタームの最適化を実施した。

永井らは、WSPEEDI の精緻化のため、解析プログラムを米国大気研究センターが開発した Weather Research and Forecasting model（WRF Version 3.6.1、以下「WRF」という）に変更し、さらにデータ同化解析システム WRFDA Version 3.6.1、以下「WRFDA」という）を導入して気象場の同化を可能とした。詳細は省くが、ATDM シミュレーションと実測値の差を最小にするため、ベイズ統計手法を用いて ATDM パラメータの最適化、ソースターム（放出量やタイミング）の最適化を実施した。既存の気象場データがローカルな変動を必ずしも捉えていないため、6 時間の平均値として SPM 測定局のデータと ATDM シ

ミュレーション値が整合するようにしている。この 6 時間平均で線量を評価するという決断は、大部分の避難住民にとって線量評価の精度向上に寄与した。しかし、それでも例えば 3 月 12 日のプルームに関しては、1Bq/m³ 以上の推計値と実測値の整合性は、相関係数で 0.75、ファクター 2 の間に 44％の測定値が収まるレベルであり、包括研究を開始する前の WSPEEDI による ATDM シミュレーションより精度は向上しているものの、いまだ不確実性が残っている。JAEA の最新バージョンの Terada らが、これらの成果を論文投稿中であり、夏以降に精緻化された WSPEEDI_2019 データベース（DB）を公開予定である。

2) 代表的避難シナリオと屋内退避の防護係数

UNSCEAR 2013 年報告書では、放医研の Akahane ら [19] が報告した代表的 18 避難シナリオに基づき線量を評価した。しかし、私たちは 19 歳以下の住民の行動調査票を無作為抽出して解析したところ、子供達は Akahane らの代表的避難シナリオより早く避難する割合が多い一方、一部の子供はプルーム曝露の多い避難ルートで移動していた。市町村別の被曝の全体像を評価するためには、避難シナリオを細分化し、それぞれの避難シナリオ毎に甲状腺等価線量を評価し、そしてそれぞれの避難シナリオの利用割合に基づき加重した市町村別の甲状腺線量を評価する必要がある。共同研究者の Ohba らは、南相馬市、大熊町、富岡町、楢葉町、双葉町、浪江町、飯舘村の 19 歳以下の住民の行動調査票を無作為抽出し、南相馬市では小高区と原町区・鹿島区にわけ、区・町村毎に数パターンの避難シナリオを抽出し、線量を評価している（Ohba 論文準備中）。将来、この細分化された避難シナリオ毎の甲状腺線量は、甲状腺がんの症例対照研究に応用できるであろう。

UNSCEAR 2013 報告書では、住民は常時屋外でプルーム曝露したとして吸入線量線量を評価していた。3 月の福島県で 24 時間屋外に居るという設定は考えにくいのだが、単純に保守的な線量評価と排斥できない事情がある。即ち、建物の気密度によりプルームからの吸入被曝の低減効果は異なり、また、経過時間によりその効果は劣化する。米国の環境保護庁 EPA は、欧米の建造物に退避した場合の低減係数を報告しているが、伝統的な日本家屋は隙間風が多いため、プルームの低減効果は低いとされていた。

JAEA の Hirouchi らは、原子力規制庁の委託を受け日本家屋の低減効果を実験的に検討した。それによると、寒冷な北陸や東北地方は一般に戸建て住宅の気密性が温暖な地方より高く、また、建築基準法の改定のあった 1980 年および 1992 年前後で気密性が段階的に改善していること、そして、建物の自然換気率は風速、建屋内外の温度差および窓開閉状況により変わることを報告した [20]。そして、Hirouchi らは、例えば風速毎秒 2m の条件で、退避時間が 3 時間（9 時間）であれば、1980 年以前の住宅、1989-1992 年の住宅、1992 年以降の住宅で、それぞれ低減係数は 0.6 (0.7), 0.3 (0.4), 0.2 (0.25) 前後である事を報告している [21]。3 月 12 日のプルームは、数時間後に原町に到達しており、風速は毎秒 2m 以下と思われる。2008 年の統計によると、福島県の専用住宅の分布は、1980 年以前建造の住宅が 40％、1981-1991 年建造の住宅が 19.7％、1992 年以降の建造が 40.3％である。住宅の建造年を加重すると風速毎秒 2ｍで 3 時間（9 時間）の屋内退避の低減係数は 0.38 (0.46)

となる。福島県の住宅事情を考慮しても、屋内退避していた場合には甲状腺等価線量は半減することとなる。

3）事故直後の流通実態調査と水からの内部被曝

Hirakawa ら [22] は、原発事故後の市場の動向や農畜産物の流通実態を報告している。そして、政府が暫定規制値による出荷制限をする以前から、流通網の破綻、市場機能の一次停止などにより小売業者が扱った農畜産物は事故以前に備蓄されていたものが主であったとした。そして、地震による水道供給の停止期間は短かったため、3 月 15 日以降多くの自治体で水道水が使われており、水道水の汚染検査が始まり、規制が始まる前に水道水からの内部被曝が始まっていたと結論づけた [22]。

Kawai ら [23] は、先行研究で WSPEEDI_2016OP データベースの水源への時間当たりの I-131 沈着量を用いて、ワン・コンパートメント・モデルを構築し、実測値のない時期の水道水の汚染濃度を推計した。そして、1L の水道水を消費したと仮定した場合の 1 歳児の甲状腺等価線量は、飯舘村で 22mSv、その他の避難地区、非避難地区では 10mSv 以下と評価した。このモデルは、実測値のある時期の水源への I-131 沈着量と水道水の I-131 を使って実効的減衰係数を求めているため、WSPEEDI のバージョンが変わり、I-131 の沈着量が変わっても評価値は 25% 程度しか変動しない頑健性を持っている。一方、成人、10 歳児、1 歳児の水道水経口摂取量（飲水および調理水の合計）を、それぞれ 1.8L 1.8L,1L と仮定し、避難住民の場合はボトル水を 600mL 供給されたと仮定していた。飲水量に関しては、厚労省の松井研究班によるアンケート調査結果が報告され、成人は pTWI（ペットボトル等の飲料を全て水道水から摂取したと仮定した場合の水道水摂取量）として、中央値 1550mL、算術平均値 1665mL と報告した [24]。1 歳児、5 歳児に関しては私たちの研究班で松井班と同じ内容のアンケート調査を行い、1 歳児の pTWI は、中央値 790mL、算術平均値 860mL と 1L よりは少ないことが判明した。

4）日本人甲状腺モデル

甲状腺実測値に基づく線量評価とシミュレーションに基づく吸入摂取量や経口摂取量から甲状腺等価線量換算係数を使った線量評価を比較する場合には注意が必要である。両方の線量評価とも ICRP の甲状腺モデルに基づいている点に変わりはないが、実測値ベースの線量評価では、甲状腺に蓄積された I-131 活性をベースに評価するため、日本人の甲状腺ヨウ素取り込み率が ICRP 甲状腺モデルより大きかろうが小さかろうが、甲状腺体積が ICRP リファレンス・マンと同じであれば、正しい線量が計算される。一方、摂取量から甲状腺等価線量を推計する場合には、日本人の甲状腺ヨウ素取り込み率が ICRP 甲状腺モデルの 30% より小さい 20% 前後のため [11]、甲状腺体積が ICRP リファレンス・マンと同じであれば、1.5 倍の線量過大評価に繋がる。しかし、Suzuki らは、福島の甲状腺超音波検査の解析から、近年の日本人の甲状腺体積は、ICRP リファレンス・マンより小さくなっていると報告した [12]。

そこで、Kusunoki らは、東京監察院の剖検サンプルを使い甲状腺重量の分布を再検討

した。その結果、日本人の甲状腺体積は ICRP リファレンス・マンと差が無く、昔と比べて甲状腺体積が縮小した事実は確認できなかった。一方、ボランティアでの I-123 投与実験で得られたヨウ素動態のパラメータの確率密度分布を使い、モンテカルロシミュレーションを実施したところ、甲状腺ヨウ素取り込み率の平均値は 20％である事が確認された（Kusuhara 論文投稿中）。

この結果、シミュレーションに基づく吸入および経口摂取量から線量を評価する場合には、ICRP の甲状腺等価線量換算係数に補正係数 2/3 を乗じる事が妥当である。

最後に

上述した事は、環境省の鈴木班の班員がオリジナル論文を執筆ないし投稿中であり、線量推計の詳細は省かせてもらいたい。年度内には、環境省のホームページに「平成 30 年度放射線健康管理・健康不安対策事業（放射線の健康影響に係る研究調査事業）研究課題名：事故初期の住民内部被ばく線量の精緻化に関する包括研究」報告書が公開されるので、そちらも参照されたい。この報告書に書かれているが、WSPEEDI_2019DB と行動調査票をベースに推計した避難区域の 1 歳児の甲状腺等価線量は、吸入と経口被曝の合計で中央値 2.1 ～ 16.3mSv, 平均値 5 ～ 15mSv、95％値 13 ～ 31mSv の範囲であった。これらの評価値は、私たちが先行研究で実施した体表面汚染からの避難住民の吸入被曝線量評価と比べると 3 月 18 日以降のプルーム曝露があった南相馬市で線量が増加したが、その他の地域ではほぼ同じレベルである[25]。また、Kim らは 1,080 名の甲状腺実測値に基づく甲状腺等価線量を再評価し、Health Physics 誌に受理されているが、その評価値と大きな齟齬の無いレベルになっている。

以上、未だに ATDM の不確実性、I-131 の化学型や I-131/Cs-137 比の不確実性、個人の暴露状況に関する不確実性など残っているものの、実測値とシミュレーションによる推測値との違いは小さくなっており、放射線による甲状腺リスクが増加する 50mSv を超す住民は少ないと思われる。

参考文献

1）Bromet EJ, Havenaar JM, Guey LT. A 25 year retrospective review of the psychological consequences of the Chernobyl accident. *Clinical oncology* 2011; 23 (4): 297-305.

2）Midorikawa S, Suzuki S, Ohtsuru A. After Fukushima: Addressing anxiety. *Science* 2016; 352 (6286): 666-7.

3）UNSCEAR 2013 Report V. Levels and effects of radiation exposure due to the nuclear accident after the 2011 great east-Japan earthquake and tsunami. 2014.

4）Momose T, , Takada, C., Nakagawa, T., Murayama, T., Uezu, Y., Kurihara, O. . Whole body counting of Fukushima residents after TEPCO Fukushima Daiichi Nuclear Power Station accident. *Proceedings: The 2nd NIRS Symposium on Reconstruction of Early Internal*

Dose in the TEPCO Fukushima Daiichi Nuclear Power Station Accident 2013: pp. 90-102.

5) Tokonami S, Hosoda M, Akiba S, Sorimachi A, Kashiwakura I, Balonov M. Thyroid doses for evacuees from the Fukushima nuclear accident. *Scientific reports* 2012; 2: 507.

6) Kim E, Tani K, Kunishima N, Kurihara O, Sakai K, Akashi M. Estimation of Early Internal Doses to Fukushima Residents after the Nuclear Disaster Based on the Atmospheric Dispersion Simulation. *Radiation protection dosimetry* 2016; 171(3): 398-404.

7) Jacob P, Kenigsberg Y, Zvonova I, et al. Childhood exposure due to the Chernobyl accident and thyroid cancer risk in contaminated areas of Belarus and Russia. *British journal of cancer* 1999; 80(9): 1461-9.

8) Lubin JH, Adams MJ, Shore R, et al. Thyroid Cancer Following Childhood Low-Dose Radiation Exposure: A Pooled Analysis of Nine Cohorts. *The Journal of clinical endocrinology and metabolism* 2017; 102(7): 2575-83.

9) UNSCEAR. Exposures and effects of the Chernobyl accident. *UNSCEAR 2000 Report* 2000; Annex J.

10) Gavrilin YI, Khrouch VT, Shinkarev SM, et al. Chernobyl accident: reconstruction of thyroid dose for inhabitants of the Republic of Belarus. *Health physics* 1999; 76(2): 105-19.

11) Yoshizawa Y, Kusama, T. Weight, iodine content and iodine uptake of the thyroid gland of normal Japanese. *Japan Health Physics Society* 1976; 11(2): 123-8.

12) Suzuki S, Midorikawa S, Fukushima T, et al. Systematic determination of thyroid volume by ultrasound examination from infancy to adolescence in Japan: the Fukushima Health Management Survey. *Endocrine journal* 2015; 62(3): 261-8.

13) Morita N, Miura M, Yoshida M, et al. Spatiotemporal characteristics of internal radiation exposure in evacuees and first responders after the radiological accident in fukushima. *Radiation research* 2013; 180(3): 299-306.

14) Terada H, Katata G, Chino M, Nagai H. Atmospheric discharge and dispersion of radionuclides during the Fukushima Dai-ichi Nuclear Power Plant accident. Part II: verification of the source term and analysis of regional-scale atmospheric dispersion. *Journal of environmental radioactivity* 2012; 112: 141-54.

15) Katata G, Chino, M., Kobayashi, T., Terada, H., Ota, M., Nagai, H., Kajino, M., Draxler, R., Hort, M.C., Malo, A., Torii, T., Sanada, Y. Detailed source term estimation of the atmospheric release for the Fukushima Daiichi Nuclear Power Station accident by coupling simulations of an atmospheric dispersion model with a improved deposition scheme and oceanic dispersion model. *Atomos Chem Phys* 2015; 15: 1029-70.

16) Chino M, Terada H, Nagai H, et al. Utilization of (134)Cs/(137)Cs in the environment to identify the reactor units that caused atmospheric releases during the Fukushima Daiichi accident. *Scientific reports* 2016; 6: 31376.

17) Ohba T, Hasegawa A, Kohayagawa Y, Kondo H, Suzuki G. Body Surface Contamination Levels of Residents under Different Evacuation Scenarios after the Fukushima Daiichi

Nuclear Power Plant Accident. *Health physics* 2017; 113(3): 175-82.

18） Tsuruta H, Oura Y, Ebihara M, Ohara T, Nakajima T. First retrieval of hourly atmospheric radionuclides just after the Fukushima accident by analyzing filter-tapes of operational air pollution monitoring stations. *Scientific reports* 2014; 4: 6717.

19） Akahane K, Yonai S, Fukuda S, et al. NIRS external dose estimation system for Fukushima residents after the Fukushima Dai-ichi NPP accident. *Scientific reports* 2013; 3: 1670.

20） Hirouchi J, Takahara, S., Komagamine, H., Watanabe, M., Munakata, M. Factors affecting the effectiveness of sheltering in reducing internal exposure. ASTRAM2017-1001; 2017; 2017.

21） Hirouchi J, Takahara, S., Komagamine, H., Munakata, M. Investigation of reduction factor of internal exposure for sheltering in Japan. 2018; 2018.

22） Hirakawa S, Yoshizawa N, Murakami K, et al. Surveys of Food Intake Just after the Nuclear Accident at the Fukushima Daiichi Nuclear Power Station. *Shokuhin eiseigaku zasshi Journal of the Food Hygienic Society of Japan* 2017; 58(1): 36-42.

23） Kawai M, Yoshizawa, N., Suzuki, G. 131I Dose estimation from intake of tap water in the early phase after Fukushima Daiichi Nuclear Power Plant accident. *Radiation protection dosimetry* 2017.

24） Ohno K, Asami M, Matsui Y. Is the default of 2 liters for daily per-capita water consumption appropriate? A nationwide survey reveals water intake in Japan. *Journal of water and health* 2018; 16(4): 562-73.

25） Ohba T, Hasegawa, A., Suzuki, G. Estimated thyroid inhalation doses based on body surface contamination levels of evacuees after the Fukushima Daiichi Nuclear Power Station accident. *Health physics* July 2019; 117(1): 1-12.

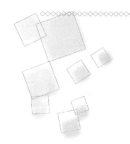

3. 大気輸送沈着・ばく露評価統合モデルを用いた 事故後初期の甲状腺被ばく線量推計と課題

国立環境研究所

大原利眞

はじめに

2011年3月の東京電力福島第一原子力発電所（以下、第一原発）の事故によって環境中に放出された放射性物質による健康リスクについては、これまでに UNSCEAR（原子放射線の影響に関する国連科学委員会）や WHO（世界保健機関）による評価が行われてきた。しかし、事故後初期の実測データが極めて少ないことから、初期被ばくによるリスクが解明されていない。そこで、2015 ～ 2017 年度に環境省／（独）環境再生保全機構の環境研究総合推進費による研究プロジェクト（課題番号：5-1501；課題名：「原発事故により放出された大気中微粒子等のばく露評価とリスク評価のための学際研究」、研究代表者：森口祐一）[1] を実施した。このプロジェクトでは、多地点において大気中の放射性物質の1時間濃度の連続データを取得し、このデータを使って大気シミュレーションモデル（ATDM）を改良し、このモデル計算濃度をもとに呼吸由来のヨウ素 I-131 摂取による内部被ばく線量を推計して、高い被ばくを受けた可能性のある日時、地域を明らかにした。本稿では、この研究プロジェクトによって明らかとなった、放射性物質の大気中の動きを概説するとともに、ATDM とばく露評価モデルを統合して、事故後初期の呼吸由来のI-131 による甲状腺被ばく線量を推計した結果について報告する。

1. 事故後初期における放射性物質の大気中の動き

第一原発事故によって大量の放射性物質が大気中に放出した。放射性物質は、風によって大気中を拡散し、福島県のみならず、宮城県、岩手県、関東1都6県、静岡県、長野県などの広い範囲で土壌、森林、河川、湖沼、海洋などの放射能汚染を引き起こし、事故後8年以上経った現在も大きな環境問題・社会問題となっている。図1は、第一原発から放出された放射性物質の大気中での挙動を示した概念図である。大気中に放出された放射性物質は風によって運ばれる過程において化学的・物理的に変質するとともに放射性崩壊により徐々に減衰する。また、放射性物質はガスもしくは粒子として大気中に放出されるが、その特性は放射性物質によって異なり、放射性セシウム（Cs-134、Cs-137）は粒子として

存在する一方、I-131 はガスもしくは粒子として存在する。大気中の放射性物質は、最終的に、風の乱れ等による乾性沈着、もしくは、降水に取り込まれることによる湿性沈着によって大気中から除去され、陸や海に落下する。一般的に、粒子は湿性沈着しやすく乾性沈着しにくいのに対して、ガスはその逆の傾向がある。従って、I-131 と放射性セシウムでは、沈着過程（言い換えれば、大気からの除去過程）が大きく異なるこ

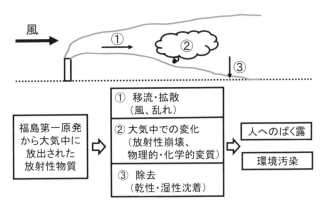

図1　放射性物質の大気中の挙動（模式図）

とになる。さて、このようにして大気から地上に落ちた放射性物質のうち、物理的半減期が長い放射性セシウム（特に Cs-137；半減期が約 30 年）が未だに第一原発周辺の環境に大きな影響を及ぼしている。一方、I-131 は半減期が約 8 日と短いので既に環境中には存在しないが、事故後初期（一ヶ月程度）の吸入もしくは経口由来の内部被ばくによる健康影響が懸念されている。

　事故後初期の大気中における放射性物質の動きは、実測データと ATDM の解析によって解明されつつある。全国の自治体では、大気環境常時監視局において大気汚染物質の一種である浮遊粒子状物質（SPM）の濃度を測定している。これらの SPM 計のろ紙上に捕集された放射性物質を分析することにより、多地点において Cs-137 の 1 時間濃度の連続データが得られた[2]。図2は、このようにして多地点で得られた実測データと ATDM による濃度計算データ、並びに気象データを解析することによって明らかとなった放射性プ

ルーム（放射性物質を多く含んだ空気の塊）の様子を示したものである[3]。更に、最近になって、第一原発から20km 圏内の双葉と楢葉（それぞれ、第一原発の北西 3km、南17km に位置する）においても測定データが得られ、原発周辺での放射性物質の動きが解明されつつある[4]。その結果によると、Cs-137 濃度の最大値は 3

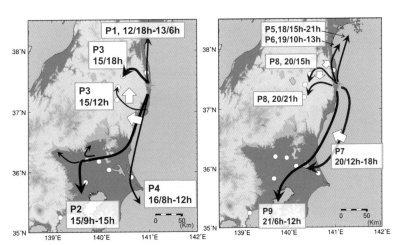

（注1）Nakajima ほか[3]から一部修正して転載。
（注2）図中の"P"の後の数字はプルームの番号及び測定地点（図中〇印）周辺の通過日時（例えば、"12/18h-13/6h"は3月12日18時〜3月13日6時に通過）を示す。

図2　事故後初期における放射性プルームの流れの様子

月12日14-15時（水素爆発前）の双葉局の13,600Bq/m³で、この時のプルームは南風によって浜通りを北上した。。それに次ぐのは3月15日未明の楢葉局の8,300Bq/m³で、この時には首都圏、北関東、そして福島県中通り地方にまでプルームが移動した。これらの高濃度ピークは福島県原子力センターのモニタリングポストで測定された空間線量のピークと一致しており、モニタリングポストが測定不能となった後も含め、第一原発の北側、南側ともに断続的に多くのプルームが通過したことが明らかとなった。

2. 被ばく線量の推計方法

　事故後初期の呼吸由来のI-131による甲状腺被ばく線量は次のようにして推計した。まず、大気環境常時監視局におけるSPM測定のろ紙分析によって得られた大気中の粒子状放射性物質（Cs-137、I-129から推計されたI-131）濃度データを用いてATDM（放射性物質の放出量はKatataほかによる推計結果[5]を使用した）を検証・改良した。次に、このATDMで計算された時空間濃度データをもとに、（手法A）Cs-137計算濃度、並びに実測データの解析結果にもとづくI-131/Cs-137比とI-131のガス粒子比を使って計算、（手法B）I-131計算濃度を直接使用、の2つの方法によりI-131濃度を推計した。そして、I-131濃度計算結果とばく露評価モデルを用いて、呼吸由来の初期被ばく線量（甲状腺等価線量）を推計した。推計手法を図3に示す。2011年3月11日から23日まで屋外に滞在したと仮定（屋内濃度は屋外濃度よりも低いので安全側に評価したことになる）した上で、手法Aと手法Bで推計したI-131濃度に、呼吸率と甲状腺等価線量係数を乗じることにより、福島県内外における甲状腺等価線量を推計した。ここでI-131/Cs-137比は、実測データの解析結果をもとにして3月15日～3月21日朝の代表値である10（3月11日に補正された値；その後の物理的減衰を補正して使用）をベースケースとして設定した。また、ガス状ヨウ素と粒子状ヨウ素の割合は、実測データをもとに1:1をベースケースとした。なお、I-131/Cs-137比はプルームによっては10から変化することが実測データの解析結果によって明らかになりつつあることから、同比をベースケースの10から変えた場

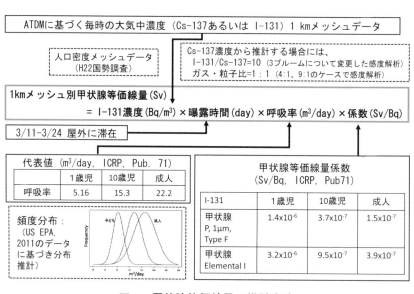

図3　甲状腺等価線量の推計方法

合についても計算した。また、ヨウ素のガス・粒子比についてもベースケース（1:1）とは異なるプルームが存在する可能性があることから4:1及び9:1のケースで感度解析した。

　このような手法を用い、以下の3つの評価ケースについて甲状腺等価線量を推計した。

① SPM常時監視局地点における推計：101地点のSPM常時監視局におけるCs-137濃度の実測値を使って、各地点の甲状腺等価線量を日別に評価した。また、手法A、Bによる推計結果と比較した。

②市町村内の頻度分布推計：福島県内の市町村ごとに甲状腺等価線量の頻度分布を推計し、いわき市・川俣町・飯舘村における小児甲状腺スクリーニング測定に基づく評価結果[6]などと比較した。

③避難シナリオごとの推計：放射線医学総合研究所が設定した18避難シナリオ[7]の移動場所、移動時間に基づき甲状腺等価線量を推計した。また、避難によって回避された線量を試算した。

3. 推計された結果

　本研究ではATDMによる不確かさを考慮するため、2種類のATDMを使用した。これらのATDMは、福島県や関東地方へ輸送された多くの放射性プルーム（図2参照）をほぼ捉えているものの正確には再現できていない事象もあった。また、Cs-137のATDM計算濃度は、ほとんどの地点で期間平均濃度（3月11～24日）を0.1～10倍の範囲で再現しており、日平均濃度に対しても多くの地点で同程度の範囲で再現していた。I-131の再現性もCs-137とほぼ同程度であった。このATDMで計算された大気濃度をもとに甲状腺被ばく線量を推計し、高い被ばくを受けた可能性のある日時と地域を明らかにした。また、避難シナリオ別の被ばく線量を評価し、各シナリオでの高被ばく日を把握した。さらに、これらの被ばく線量を複数の方法で推計し、その不確かさについて考察した。

1）被ばく線量の推計結果

　ここでは、① SPM常時監視局地点と③避難シナリオについての推計結果を示す。

（1）SPM常時監視局地点における推計

　最初に、常時監視地点の屋外に滞在し続けたと仮定した場合の甲状腺等価線量（一歳児）について、Cs-137実測濃度をもとにベースケース（I-131/Cs-137比=10、I-131のガス粒子比=1:1）において推計した結果を表1に示す。被ばく線量は、双葉で160 mSv、楢葉で66 mSv、原町で19 mSvであり、中通りの11地点では1.1～2.4 mSv、北関東（茨城県、埼玉県）の25地点では0.6～2.5 mSvと推計された。日別に見ると、浜通りの第一原発北部では3/12と3/18、原発南部では3/15、中通りでは3/15と3/20-21、北関東では3/15-16と3/21の寄与が大きい。Cs-137濃度からI-131濃度をより実態に即して推計するためには、I-131/Cs-137比、ガス粒子比の設定が重要となる。本プロジェクトにおける実測データの解析結果によると、3/12午後の北方へのプルームや3/15夜～3/16早朝のプ

ルーム、3/21 の午後以降に放出されたプルームにおけるこれらの比がベースケースより高い可能性がある。そこで、これらの3つのプルームが到達する時間帯の I-131/Cs-137 比とガス粒子比をベースケースから変えることにより、その影響を解析した。その結果、浜通りの第一原発北側では、3/12 の寄与が大きくなり、甲状腺等価線量が2倍程度になる可能性が示唆され

表1　大気濃度測定地点における Cs137 実測濃度から推計した甲状腺等価線量

地域		地点 (地点数)	甲状腺等価線量 mSv	線量の 高い日
福島県	浜通り(原発北部)	双葉 原町 その他(2)	160 19 3	3/12, 18
	浜通り(原発南部)	楢葉	66	3/15
	中通り	(11)	1.1〜2.4	3/15, 20-21
関東地方	茨城県	(9)	1.1〜2.5	3/15-16, 21
	埼玉県	(16)	0.6〜1.1	
	千葉県	(21)	<0.1〜1.6	
	東京都	(11)	0.4〜1.0	
	神奈川県	(10)	<0.1〜0.6	

(注) 避難しなかったと仮定し、1歳児を対象として手法A（実測されたCs-137濃度、ベースケース）を用いて推計した結果。

た。更に、実測濃度データの解析結果によると、3/12 午後のプルーム (P1) における I-131 のガス粒子比はベースケースよりも高い（ガスの割合が多い）ことから、同地域の甲状腺等価線量が表1の推計値の3倍程度になる可能性もある。

(2) 避難シナリオごとの推計

　次に、18 パターンの避難シナリオ別に甲状腺等価線量を推計し、日別の被ばく線量を評価した。ここでは特徴的な2つの避難シナリオの結果について示す（図4）。シナリオ4は、双葉を3月12日夜に出発し、19日昼まで川俣に滞在し、その後、さいたまに移動したケースである。推計結果によると、被ばく量は3月12日と15日に多く、前者は12日午後の避難前もしくは避難中に高濃度プルーム (P1) に遭遇したためであり、後者は避難中に第一原発の北西域で被ばくした（プルーム P3 による）ためと考えられる。なお、12日午後の被ばく量は、実際の避難時刻・経路とプルームが到達・通過した時刻・地域の関係に強く依存するため、更なる精査を要する。シナリオ9は、南相馬市 20 km 圏内を15日昼前に出発し、伊達市役所に移動したケースである。このシナリオでは避難前の12日午後から14日に原発北側に流れた高濃度プルームの影響を大きく受けていると考えられるが、原町における Cs-137 実測濃度に基づく線量推計値との比較結果から推測すると、ATDM による推計結果は12日には過小評価、14日には過大評価している可能性がある。なお、放射線医学総合研究所の研究グループ[8] による先行研究結果と比較した結果、I-131 の推計手法によって線量が大きく異なるシナリオがあることが分かった。また、

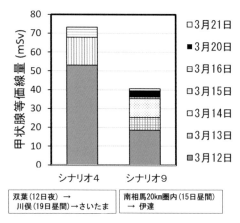

(注) 1歳児を対象として、手法A（ATDMのCs-137濃度、ベースケース）を用いて推計した結果。

図4　避難パターン別の甲状腺等価線量の日別内訳の推定例

本研究による推計値の最大値は複数のシナリオにおいて先行研究結果よりも大きいことから、今後、放出量や ATDM の精査が必要と考えられる。

　更に、避難しなかった場合の線量と避難シナリオに従い避難した場合の線量を比較することにより、避難によって回避できた線量（回避線量）を試算した。ここで避難しなかった場合の推計値は、避難シナリオの各市町村における出発地点に滞在したと仮定した場合の推計値とした。推計された回避線量は、ほとんどのシナリオにおいて原発 20km 圏内から避難したことによって線量が大幅に低減したことが明らかとなった。なお、UNSCEAR[9] も同様の考え方に基づき回避線量を推計している。この結果と比較すると、双葉町、大熊町、浪江町では、UNSCEAR よりも本研究で推計した回避線量の方が大幅に大きいが、回避線量が大きな点では両者の結果は整合しており、被ばく線量低減の側面から言えば事故直後の避難行動は有効であったと考えられる。

2）高い被ばくを受けた可能性のある日時と地域

　本研究プロジェクトでは、事故後初期の放射性物質の大気濃度データ、I-131 と Cs-137 の比率の解析結果、並びに ATDM シミュレーション結果を総合的に解析することにより、Cs-137 と I-131 の時空間分布と放射性プルームの特性を明らかにした。これらの知見と濃度データを用い、福島県内において、呼吸由来の I-131 摂取による内部被ばく線量分布を市町村別に推計するとともに、大気濃度測定地点や避難シナリオ別の被ばく線量を評価した。また、福島県外においても、大気濃度測定地点の被ばく線量を評価した。これらの結果を総合して、高い被ばくを受けた可能性のある放射性プルームを特定した。具体的には、3 月 12、18、19 日（浜通りの第一原発北部）、15 日午前（浜通りの第一原発南部、関東北西部）、同日午後（第一原発北西部、中通り）、16 日（浜通りの第一原発南部、関東北東部）、20 日午後から 21 日午前（浜通りの第一原発北部、中通り）、20 日朝と 21 日未明から午後（浜通りの第一原発南部）、21 日朝（関東北東部）である（表２）。

3）被ばく評価の不確かさ

　放射性プルームの挙動を正確に把握することは難しく、また、内部被ばく線量の推計結果は、特に第一原発近傍において様々な不確かさがあることに注意する必要がある。その主要な要因としては、①放射性物質の放出量や放出特性（時間変動、核種構成比、物理的・化学的形態、放出高度）、②実測濃度データの不確かさ、③ ATDM による大気濃度の再現性、④ Cs-137 から推計する際の I-131/Cs-137 比、I-131 の形態の設定、⑤屋内・屋外の濃度比、⑥人の行動（滞在場所）データ、⑦吸入した後の体内動態（甲状腺への集積率など）などが考えられる。本研究プロジェクトでは②～④に重点を置いて検討し、高い被ばくを受けた可能性がある事象について、不確かさの程度とその主要な要因を表２に付記した。この表で示されるように、線量評価における不確かさの程度と要因は事象によって異なり、極めて複雑である。今後、これらの結果をもとに、継続的に不確かさを低減していくとともに、事故後初期における人の行動を踏まえて個人線量を評価することが大きな課題と考えられる。

表2　高い被ばくを受けた可能性のある日時・地域、不確実性の程度・要因

	プルーム到達日	日（2011年3月）								
	プルーム番号	12-13	15		16	18	19	20-21	21	
	対象地域	P1	P2	P3	P4	P5	P6	P8	P9	P9'
福島県浜通り	原発北	12日夕方〜13日午前		午後		午後	昼頃	20日午後〜21日午前		
	原発北西			午後						
	原発南西		午前		未明、昼頃					
	原発南		午前		未明、昼頃			20日朝	未明	朝〜午後
福島県中通り				午後				20日午後〜21日午前		
関東	茨城・千葉北西部		午前						朝	
	茨城南東・千葉北東部				朝					
	栃木・群馬・埼玉		午後							
不確実性の主因	主要な問題・課題	ブルームを再現できない	原発近傍の再現性、山岳域での湿性沈着計算に課題	左記に加えて、原発北西方向の湿性沈着計算に大きな課題	原発南西域の濃度を過大評価、ソースタームの不確実性が大きく湿性沈着計算にも課題	ブルームを再現できない、ソースタームの不確実性が大きい		—	ブルームを再現できず、関東の高濃度を過小評価、浜通り南部では過大評価	
	気流拡散場	○			○	○			○	
	ソースターム	○			○	○				
	湿性沈着（降水を含む）		○	○	○				○	
	I-131/Cs-137比、I-131の存在形態	○（I/Cs比が大）			○（I/Cs比が大）				○（I/Cs比が大）	

（注）　プルーム番号は図2を参照（但し、P9'は新たに特定されたプルーム）。

おわりに

　福島第一原発事故によって激甚な環境問題そして社会問題が生じた。事故後8年以上過ぎても、福島県をはじめとする地域では多くの住民が困難を抱え、また、多くの関係者が日々問題解決に向けて尽力されている。全国には多くの原子力発電所が立地しており、第一原発事故の教訓を学び、今後の原子力災害に備える必要がある。本稿のテーマとの関係で言えば、大気環境モニタリング（放射性物質の大気濃度・沈着量の多地点連続測定を含む）や住民行動データの系統的な記録・分析・保存体制、健康影響調査の速やかな実施体制などの整備、大気環境モニタリングとATDMを活用した避難指示支援システムの構築などが具体的な課題として挙げられる。更には、事故が起こった場合に備えて、国・都道府県・市区町村などの行政担当者や公衆衛生関係者、地域医療関係者、原子力発電所関係者、様々な専門分野の科学者などによる緊急対応ネットワークづくりが必要である。今こそ、第一原発事故を真摯に総括し、その経験・教訓をもとに、将来に備えた準備を進める必要がある。公衆衛生関係者にはその一翼を担うことが期待される。

謝辞

　本研究は環境省／（独）環境再生保全機構の環境研究総合推進費（5-1501）の支援を受けて実施した。森口祐一氏（東京大学大学院 工学系研究科）、高木麻衣氏（国立環境研究所）、森野　悠氏（国立環境研究所）、五藤大輔氏（国立環境研究所）、中山祥嗣氏（国立環境研究所）、大浦泰嗣氏（首都大学東京大学院 理学研究科）、海老原充氏（早稲田大学教育・総合科学学術院）、鶴田治雄氏（リモート・センシング技術センター）、中島映至氏（宇宙

航空研究開発機構）に深謝致します（所属は、2019 年 3 月時点）。

参考文献

1）（独）環境再生保全機構：環境研究総合推進費 終了研究成果報告書、原発事故により放出された大気中微粒子等のばく露評価とリスク評価のための学際研究 (5-1501), https://www.erca.go.jp/suishinhi/seika/pdf/seika_1_h30/5-1501_2.pdf (2019.5.27 アクセス).

2）Oura Y. et al. (2015) A Database of Hourly Atmospheric Concentrations of Radiocesium (^{134}Cs and ^{137}Cs) in Suspended Particulate Matter Collected in March 2011 at 99 Air Pollution Monitoring Stations in Eastern Japan, Journal of Nuclear and Radiochemical Sciences 15, 15-26.

3）Nakajima T. et al. (2017) Model depiction of the atmospheric flows of radioactive cesium emitted from the Fukushima Daiichi Nuclear Power Station accident, Progress in Earth and Planetary Science, 2017 4:2, DOI:10.1186/s40645-017-0117-x.

4）Tsuruta H. et al. (2018) Time-series analysis of atmospheric radiocesium at two SPM monitoring sites near the Fukushima Daiichi Nuclear Power Plant just after the Fukushima accident on March 11, 2011, Geochemical Journal, 52, 103-121.

5）Katata G. et al. (2015) Detailed source term estimation of the atmospheric release for the Fukushima Daiichi Nuclear Power Station accident by coupling simulations of an atmospheric dispersion model with an improved deposition scheme and oceanic dispersion model, Atmospheric Chemistry and Physics, 15, 1029-1070.

6）Kim E. et al. (2016) Internal thyroid doses to Fukushima residents - estimation and issues remaining, Journal of Radiation Research, 57, S1, i118–i126.

7）放射線医学総合研究所 (2013) 平成 24 年度原子力災害影響調査等事業「事故初期のヨウ素等短半期による内部被ばく線量評価調査」成果報告書 .

8）Kim E. et al. (2016) Estimation of early internal doses to Fukushima residents after the nuclear disaster based on the atmospheric dispersion simulation, Radiation Protection Dosimetry, 171, 3, 398-404.

9）United Nation Scientific Committee on the Effect of Atomic Radiation (UNSCEAR) (2013) Levels of effects of radiation exposure due to the nuclear accident after the 2011 Great East-Japan Earthquake and Tsunami, 2014, UNSCEAR 2013 Report Volume 1. Scientific Annex A.

III

福島県「甲状腺検査」の現状の紹介と
今後の方向性

４．福島県における「甲状腺検査」とがん登録

国立がん研究センター がん対策情報センター
がん統計・総合解析研究部
片野田耕太

1. 福島県で行われている甲状腺検査

　福島県では、2011 年度から「県民健康調査」の一部として、震災時に概ね 18 歳以下だった福島県民（正確には 1992 年 4 月 2 日以降生まれた県民）を対象に、甲状腺の超音波検査が実施されている。2011 年 10 月 9 日から 2015 年 4 月 30 日まで（当初予定は 2014 年 3 月末まで）先行検査（1 巡目）が実施され、2014 〜 2015 年度に本格検査 1 回目（2 巡目）が、2016 年 5 月から本格検査 2 回目（3 巡目）が実施されている。図 1 に示す通り、先行検査と本格検査の間隔は実施年度によって異なり、先行検査が避難区域、県央、それ以外への順に実施されたことから、実施年度の違いは地域の違いも反映している。

対象：2011 年 3 月 11 日時点で概ね 0 歳から 18 歳であった福島県民
　　　（1992 年 4 月 2 日から2011 年 4 月 1 日までに生まれた方）

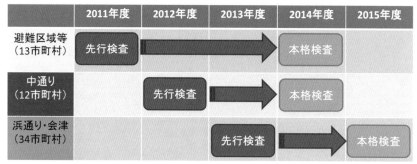

	2011年度	2012年度	2013年度	2014年度	2015年度
避難区域等 （13市町村）	先行検査	→	→	本格検査	
中通り （12市町村）		先行検査	→	本格検査	
浜通り・会津 （34市町村）			先行検査	→	本格検査

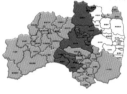

（注1）あくまで計画上のスケジュールであり、実際の受診年度は
　　　　対象者によりずれがある
（注2）本格検査は1巡目のみのスケジュール
　　　　（以後20歳を超えるまで2年毎、それ以降25歳、30歳等5年毎）
https://www.pref.fukushima.lg.jp/site/portal/kenkocyosa-kojyosen.html
https://www.pref.fukushima.lg.jp/uploaded/attachment/6419.pdf

図 1　県民健康調査（甲状腺検査）の概要

2. 先行検査の結果

　表1は先行検査の結果を実施年度別にまとめたものである。先行検査全体では、対象者367,649人のうち300,473人が受診し（受診率81.7％）、116人が悪性いし悪性疑いの甲状腺がんと判定され、うち102人に手術が実施された（2017年3月末時点）。実施年度別にみた場合、年度が最近になるにつれて受診率が低くなり、1次検査でのB判定以上の割合が高くなり、2次検査A1/A2判定以上の者における細胞診実施割合が低くなっている。受診者における甲状腺がん（疑いを含む、以下同じ）発見率は、実施年度によって大きな違いはなかった。これらの傾向は、避難区域、中通り、浜通り、会津別にみても同様である。発見された腫瘍の大きさについても、実施年度によって大きな違いは観察されていない。

表1　先行検査（検査1回目）の結果のまとめ

	対象者数	1次検査		2次検査				受診者中の発見率 平均腫瘍径（範囲）
		受診者数	B/C判定	受診者数	A1A2以外	うち細胞診受診	うち悪性/悪性疑い	
2011年度実施 （主に避難区域）	47,769	41,810 87.5%	221 0.5%	199 90.0%	143 72.6%	92 64.3%	15 16.3% うち手術15	35.9(10万対) 13.5mm (6.0–33.0)
2012年度実施 （主に中通り）	161,123	139,337 86.5%	988 0.7%	920 93.1%	596 66.0%	264 44.3%	56 21.2% うち手術52	40.2(10万対) 14.5mm (5.2–40.5)
2013年度実施 （主に浜通り・会津）	158,757	119,326 75.2%	1,085 0.9%	1,011 93.2%	640 64.6%	191 29.8%	45 23.6% うち手術35	37.7(10万対) 13.4mm (5.1–45.0)
計	367,649	300,473 81.7%	2,294 0.8%	2,130 92.9%	1,379 66.0%	547 39.7%	116 21.2% うち手術102	38.6(10万対) 13.9mm (5.1–45.0)

2017年6月5日 第7回甲状腺検査評価部会資料2-1 県民健康調査「甲状腺検査（先行検査）」結果概要【平成28年度追補版】
https://www.pref.fukushima.lg.jp/uploaded/attachment/219703.pdf

3. 本格検査（1回目）の結果

　表2は本格検査（1回目）の結果を実施年度別にまとめたものです。本格検査（1回目）全体では、対象者381,244人のうち、270,510人が受診し（受診率71.0％）、71人が悪性ないし悪性疑いの甲状腺がんと判定され、うち52人に手術が実施された（2018年3月末時点）。実施年度別にみた場合、年度が最近になるほうが受診率が低くなるのは先行検査と同様で、1次検査でのB判定以上の割合は本格検査1回目の場合年度間に差がなく、2次検査A1/A2判定以上の者における細胞診実施割合は先行検査と同様に年度が新しいほうが低くなります。受診者における甲状腺がん発見率は、実施年度が最近のほうが低いという結果であった。これらの傾向は、避難区域、中通り、浜通り、会津別にみても同様で、避難区域の発見率は他の地域より高い傾向が見られた。発見された腫瘍の大きさについては、実施年度が最近のほうが小さい傾向があった。

表2 本格検査1順目（検査2回目）の結果のまとめ

| | 対象者数 | 1次検査 | | 2次検査 | | | | 受診者中の発見率 |
		受診者数	B/C判定	受診者数	A1A2以外	うち細胞診受診	うち悪性/悪性疑い	平均腫瘍径（範囲）
2014年度実施	216,866	159,177	1,307	1,099	792	151	52	32.7(10万対)
（主に避難区域・中通り）		73.4%	0.80%	84.1%	73.70%	19.1%	34.4%	9.4mm
							うち手術39	(5.3-17.4)
2015年度実施	164,378	111,363	920	775	606	56	19	17.1(10万対)
（主に浜通り・会津）		67.7%	0.80%	84.2%	80.7%	9.2%	33.9%	15.8mm
							うち手術13	(5.7-35.6)
	381,244	270,510	2,227	1,874	1,398	207	71	26.2(10万対)
		71.0%	0.80%	84.1%	76.6%	14.8%	34.3%	11.1mm
計							うち手術52	(5.3-35.6)

2018年7月8日 第10回甲状腺検査評価部会 参考資料3 県民健康調査「甲状腺検査【本格検査（検査2回目）】」結果概要＜平成29年度追補版＞
https://www.pref.fukushima.lg.jp/uploaded/attachment/278773.pdf

4. 解釈上の課題

　本格検査1回目における甲状腺がん発見率や腫瘍の大きさは、実施年度および地域によって差がみられている。ただ、甲状腺がんの発見に影響しうる要因は、個人レベルによるものに加えて検査に関わる諸条件もあるため注意が必要である。図2は検査に流れに沿ってそれらの要因をまとめたものである。まず個人レベルの要因として、被曝線量に加えて、受診時の年齢、検査間隔があげられる。これらはいずれも増加すると甲状腺の発見を増す方向に働く可能性がある。前回検査所見は、例えば前回検査から結節やのう胞の大きさなどに変化がない場合、細胞診をせずに経過観察とするなど、同じ所見でもその後の対応に違いを生じる可能性がある。各検査に参加するか、結果を受けてどういう選択をするかには対象者と保護者の希望も影響し、それらが年度を追うごとに変化している可能性もある。

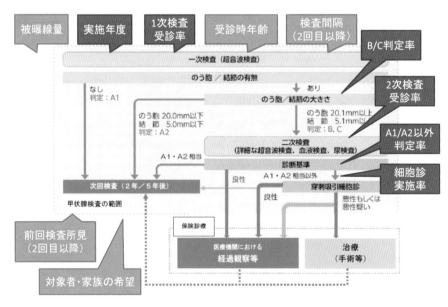

図2 甲状腺検査の判定の流れと解釈上考慮すべき要因

　これらの個人レベルの要因に加えて、検査に関わる諸条件として、すでに述べたような受診率、B判定相当以上の割合、細胞診の実施割合などが甲状腺がんの発見率や発見される腫瘍の大きさなどに影響する可能性がある。加えて、県民健康調査のように連続して検査を実施している場合、経時的な検査の条件が検査の結果に影響する可能性もある。例えば前回検査に比べて検査精度が上がり、より小さな病変が発見された場合、発見される腫瘍の大きさも小さいほうにシフトする可能性がある。

5. 受診率の問題

　表1および表2で見たように、甲状腺検査の受診率は年度が最近になるほど低くなる傾向がある。さらに、年齢階級別では高年齢になるほど受診率が顕著に低くなる（図3）。特に、高校卒業に伴って学校での検査の対象ではなくなること、進学や就職などで県外などに移動があることが大きく影響していると考えられる。福島県で発見された甲状腺がんの年齢分布は先行検査、本格検査いずれも20歳前後（検査時年齢）を超えると数が極端に少なくなる傾向が見られ、一般的な甲状腺がん罹患率の年齢傾向と異なる。これは、受診率の低下が反映していると考えられる。甲状腺検査は対象者や保護者の同意の下に任意で受診するものであり、受診率の低下自体は問題視すべきではない。一方、被曝による甲状腺がん発生があると仮定すると、甲状腺検査を受けなかった者においても甲状腺がんが発生することが想定される。したがって、未受診者における甲状腺がんの罹患状況を長期的かつ網羅的に調べることは、被曝による影響を調べる上で極めて重要となる。

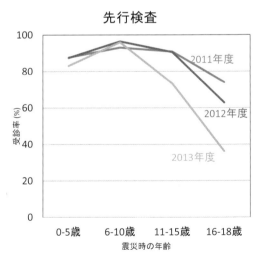

2017年6月5日第7回甲状腺検査評価部会資料2-1 の 表9
県民健康調査「甲状腺検査（先行検査）」結果概要【平成28年度追補版】
https://www.pref.fukushima.lg.jp/uploaded/attachment/219703.pdf

2018年7月8日第10回甲状腺検査評価部会 参考資料3 の表11
県民健康調査「甲状腺検査【本格検査（検査2回目）】」結果概要＜平成29年度追補版＞
https://www.pref.fukushima.lg.jp/uploaded/attachment/278773.pdf

図3　先行検査および本格検査1巡目の年齢階級別受診率

6. がん登録の活用

　2013 年 12 月に成立した「がん登録等の推進に関する法律」（以下、法律）により、2016 年から「全国がん登録」が開始された。「全国がん登録」は、全国の病院と指定された診療所で診断されたがんの症例を登録し、集計する仕組みである。都道府県事業として行われていた従来の「地域がん登録」で課題だった登録精度の問題と、県外診断症例の把握が、「全国がん登録」ではほぼ解決した。法律では、主に行政目的（研究利用ではない）での枠組みとして、厚生労働大臣（国）、都道府県知事（都道府県）に加えて、「福島県が行う健康管理調査の委託を受けた者」が利用できることとされている。県外診断例の問題はあるが、福島県では 2010 年から「地域がん登録」も開始され、2008 年診断例に遡って登録がされている。これらのがん登録資料を活用して、今後の甲状腺がん罹患状況を甲状腺検査の未受診者を含めて把握し、被曝あるいは他の要因との関連を調べる枠組みを必要である。

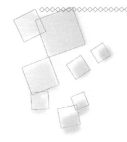

5．福島県における甲状腺検査の現状と課題 〜福島県県民健康調査〜

福島県立医科大学医学部疫学講座

大平哲也

　東日本大震災では、地震・津波による大災害に加え、東京電力福島第一原発事故に伴う広大な環境汚染と甚大な社会影響を引き起こした。そのため、県民全体の健康管理を長期に実施するための健康管理調査事業（以下、県民健康調査）が震災後に立ち上げられた。県民健康調査では、福島全県民を対象とした基本調査と 4 つの詳細調査が実施されている。今回、詳細調査の一つである甲状腺検査の実施体制、結果の現状を報告するとともに、そこから得られた課題を提示する。

　甲状腺検査は子どもたちの健康を長期に見守るために、現時点での甲状腺の状態を把握するための先行検査、及び甲状腺の状態を継続して確認するための本格検査を、福島県が福島県立医科大学に委託して実施している事業である。また、甲状腺検査を含めた県民健康調査については、有識者により構成される「県民健康調査」検討委員会が設置され、定期的に専門的な見地からの助言等を得ている。2019（令和元）年 7 月現在、計 35 回の「県民健康調査」検討委員会が開催された。さらに甲状腺検査については、病理 、臨床、臨床疫学等の観点から専門的知見を背景とした議論を深め、適切な評価行っていくため「甲状腺検査評価部会」が設置されている。2019（令和元）年 7 月現在、計 13 回の甲状腺検査評価部会が開催された。甲状腺検査では震災当時 0-18 歳の約 36 万人を対象として甲状腺超音波検査を実施し（一次検査)、そこで得られた画像所見を基に判定を行い、二次検査対象者を抽出する。二次検査では再度超音波委検査を実施するとともに、必要があれば穿刺吸引細胞診を行い、悪性及び悪性疑い例を同定している。図 1 に検査の流れを、図 2 に先行検査における年度別の各実施対象市町村を示す。

　なお、一次検査における検査の結果は、以下の基準により複数の専門医により判定している。
（ⅰ）A 判定：A1、A2 判定の場合は次回（2014（平成 26）年度以降）の検査まで経過観察。
　（A1）結節やのう胞を認めなかった場合。
　（A2）5.0mm 以下の結節や 20.0mm 以下ののう胞を認めた場合。
（ⅱ）B 判定：B 判定の場合は二次検査を実施している。
　　5.1mm 以上の結節や 20.1mm 以上ののう胞を認めた場合。

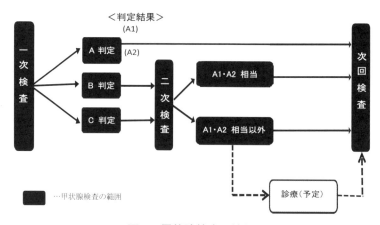

図1　甲状腺検査の流れ

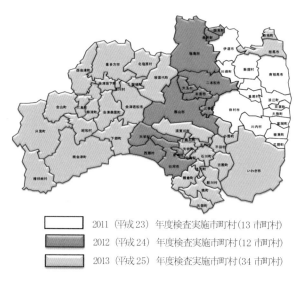

□ 2011（平成23）年度検査実施市町村(13市町村)

▨ 2012（平成24）年度検査実施市町村(12市町村)

▨ 2013（平成25）年度検査実施市町村(34市町村)

図2　実施対象年度別市町村（先行検査）

　　なお、A2の判定内容であっても、甲状腺の状態等から二次検査を要すると判断した方については、B判定とする。

（iii）C判定：C判定の場合は二次検査を実施している。

　　甲状腺の状態等から判断して、直ちに二次検査を要する場合。

（2）二次検査

　　一次検査の結果、B判定またはC判定となった場合は、二次検査の対象となる。二次検査では、詳細な超音波検査、血液検査及び尿検査を行い、必要に応じて穿刺吸引細胞診を実施する。早期に診察が必要と判断した方については優先的に二次検査を実施する。なお、二次検査の結果、診療（予定）となる方がいる。

1. 先行検査結果

　2011（平成23）年から実施された先行検査は2015（平成27）年4月30日をもって検査を終了し、対象者367,649人のうち、300,473人が受診し受診率は81.7％であった。検査結果はA判定の方が298,179人（99.2％）、B判定の方が2,292人（0.8％）、C判定の方が1人であり、2,293人が二次検査の対象となった。二次検査対象者の内、2,130人が二次検査を受診し、547人に穿刺吸引細胞診が実施され、116人が悪性ないし悪性疑いとされた。

　表1に、地域別及び避難区域別にみた一次検査、二次検査の結果を示す[1]。

表1　地域別及び避難区域別にみた一次検査、二次検査結果

		避難区域等13市町村 注5	中通り 注6	浜通り 注7	会津地方 注8	合計
対象者数		47,769	199,416	70,538	49,926	367,649
一次検査受診者数 ア 注1		41,810	169,153	55,790	33,720	300,473
震災時平均年齢（標準偏差）全体		9.4 (5.3)	8.9 (5.1)	8.8 (5.0)	8.3 (4.6)	-
検査時平均年齢（標準偏差）全体		10.4 (5.3)	10.7 (5.1)	11.2 (5.0)	11.2 (4.6)	-
女性（割合）	%	49.0	48.6	48.8	48.9	487
B・C判定数 イ		221	1,229	509	334	2,293
B・C判定率（B・C判定数/一次検査受診者数）イ/ア	%	0.53	0.73	0.91	0.99	0.76
二次検査受診者数 ウ 注2		197	1,122	472	299	2,090
二次検査受診率（二次検査受診者数/B・C判定数）ウ/イ	%	89.1	91.3	92.7	89.5	91.1
細胞診実施数 エ 注3		94	304	106	50	554
細胞診実施率（細胞診実施数/二次検査受診者数）エ/ウ	%	47.7	27.1	22.5	16.7	26.5
細胞診実施率（細胞診実施数/一次検査受診者数）エ/ア	%	0.22	0.18	0.19	0.15	0.18
悪性ないし悪性疑い者数 オ 注4		14	65	24	12	115
悪性ないし悪性疑い者数/細胞診実施数 オ/エ	%	14.9	21.4	22.6	24.0	20.8
悪性ないし悪性疑い率：10万対人 オ/ア		33.5	38.4	43.0	35.6	38.3
	(%)	(0.033)	(0.038)	(0.043)	(0.036)	(0.038)

注1　重複を除く。
注2　結果未確定者を除く。
注3　ウのうち、穿刺吸引細胞診を実施した人数（次回検査（A1、A2）と診断された方を含む）。
注4　細胞診結果において悪性疑いで手術後良性であった1人は含めない。
注5　田村市、南相馬市、伊達市、川俣町、広野町、楢葉町、富岡町、川内村、大熊町、双葉町、浪江町、葛尾村、飯舘村
注6　福島市、郡山市、白河市、須賀川市、二本松市、本宮市、桑折町、国見町、大玉村、鏡石町、天栄村、西郷村、泉崎村、中島村、矢吹町、棚倉町、矢祭町、塙町、鮫川村、石川町、玉川村、平田村、浅川町、古殿町、三春町、小野町
注7　いわき市、相馬市、新地町
注8　会津若松市、喜多方市、下郷町、檜枝岐村、只見町、南会津町、北塩原村、西会津町、磐梯町、猪苗代町、会津坂下町、湯川村、柳津町、三島町、金山町、昭和村、会津美里町

　表1に示すように、一次検査受診300,473人を地域別に分析した結果、B・C判定率は「避難区域等13市町村」、「中通り」、「浜通り」、「会津地方」の順で増加傾向が見られた[1,2]。一方、「悪性ないし悪性疑い」者率は「避難区域等13市町村」、「中通り」、「浜通り」及び「会津地方」でほぼ同様であった[1,2]。また、基本調査における外部被ばく線量の値によっ

て、福島県内を３地域に分けて分析した結果[3]、及び５地域に分けて分析した結果[4]もほぼ同様であり、先行検査において地域差及び被ばく線量と甲状腺検査における悪性ないし悪性疑いとの明らかな関連は見られなかった。

　福島県内を３地域に分けて分析した結果では３、県民健康調査における基本調査の個人の外部被ばく線量の結果をもとに、福島県を３つの地域（外部被ばく線量が５ミリシーベルト以上の方が１％以上いる地域：グループＡ、外部被ばく線量が１ミリシーベルト以下の方が99％以上の地域：グループＣ、それ以外の地域：グループＢ）に分けた上で、最も線量が低い地域（グループＣ）に対する甲状腺がん（疑い含む）の発見率を性、年齢を調整したうえでロジスティック分析によりオッズ比（危険度）を算出した。同様に内部被ばく線量が考慮されたWHO（世界保健機関）の被ばく線量分析の結果に基づいて分類した３地域でもオッズ比を算出した。さらに、甲状腺検査と基本調査を共に受けられた129,321人について、個人の外部被ばく線量と悪性ないし悪性疑い発見率との関連を分析した。その結果、悪性ないし悪性疑いの発見率を地域別にみると、最も線量が高いグループＡでは10万人あたり48、グループＢでは10万人あたり36、最も低いグループＣでは10万人あたり41であった。グループＣに比べた悪性ないし悪性疑いを有することの性、年齢調整オッズ比はグループＡで1.49（95％信頼区間：0.36-6.23）、グループＢで1.00（95％信頼区間：0.67-1.50）であり、悪性ないし悪性疑い発見率に地域差は見られなかった。同様に、WHOの推計値に基づいた地域分類と悪性ないし悪性疑い発見率との関連についても有意な関連は見られなかった。また、原子力発電所事故から甲状腺検査までの期間と悪性ないし悪性疑い発見率との関連を全体および地域別に検討したところ、検査までの期間と悪性ないし悪性疑い発見率との間には関連は見られなかった。さらに、個人の外部被ばく線量と悪性ないし悪性疑い発見率との関連を検討した結果、外部被ばく線量が１ミリシーベルト未満、１ミリシーベルト以上２ミリシーベルト未満、２ミリシーベルト以上における悪性ないし悪性疑いの割合はそれぞれ0.05％、0.04％、0.01％であった。外部被ばく線量が1mSV未満の人に対する、１ミリシーベルト以上２ミリシーベルト未満、２ミリシーベルト以上の人の悪性ないし悪性疑いを有することの性、年齢調整オッズは、それぞれ0.76（95％信頼区間：0.43 − 1.35）、0.24（95％信頼区間：0.03 − 1.74）であり、個人の外部被ばく線量と悪性ないし悪性疑い発見率との関連についても明らかな関連は見られなかった。

　次に、福島県内を５地域に分けて分析した結果では[4]、県民健康調査における基本調査の個人の外部被ばく線量の結果をもとに、外部被ばく線量が１ミリシーベルト以上の人の割合を59市町村別に算出し、その割合が大きい順に福島県を５分位に分けて、被ばく線量と悪性ないし悪性疑いとの関連を検討した。その結果、最も線量が高い順からグループＡでは10万人あたり31、グループＢでは49、グループＣでは34、グループＤでは46、最も低いグループＥでは36であった。また、グループＥに比べた悪性ないし悪性疑いを有することの性、年齢調整オッズ比はグループＡ、Ｂ、Ｃ、Ｄの順で0.95（95％信頼区間：0.48-1.88）、1.44（95％信頼区間：0.75-2.75）、1.05（95％信頼区間：0.53-2.09）、1.08（95％信頼区間：0.58-2.01）であり、放射線被ばく線量と甲状腺検査における悪性ないし悪性疑

いとの間には明らかな量反応関係は見られなかった。さらに、個人の放射線被ばく線量を5分位に分けて検討した結果でも同様に、放射線被ばく線量と悪性ないし悪性疑いとの間には明らかな関連は見られなかった。

　以上の結果より、福島県における震災後4年間にわたる調査において、外部被ばく線量と甲状腺がん及びその疑いの発見率との明らかな関連は見られなかった。しかしながら、先行検査において発見された甲状腺がん及び疑いについては、元々有しているものなのか、震災後に新たに出現したものなのかについての区別が困難である。したがって、先行検査の結果をもって放射線被ばくと甲状腺がんとの関連を否定するものではないことに留意する必要がある。

2. 本格検査（1回目）結果

　図3に本格検査（1回目）における実施年度別市町村の図を示す。2014（平成26）年4月2日から検査を開始し、同年度の25市町村に加え、2015（平成27）年度は34市町村の計59市町村を対象として、270,516人（71.0%）の検査が実施された。検査結果はA判定（表2のA1及びA2判定）の方が268,288人（99.2%）、B判定の方が2,227人（0.8%）、C判定の方は0人であった。その内1,844人が二次検査を受診し、1,788人（97.0%）が二次検査を終了し、205人に穿刺吸引細胞診が実施され、71人が悪性ないし悪性疑いとされた。71人の性別は男性32人、女性39人であった。また、二次検査時点での年齢は9歳から23歳（平均年齢：16.9 ± 3.2歳）、腫瘍の大きさは5.3mmから35.6mm（平均腫瘍径：11.1 ± 5.6mm）であった。なお、71人の先行検査の結果は、A判定が65人（A1が33人、A2が32人）、B判定が5人であり、先行検査未受診の方が1人であった。

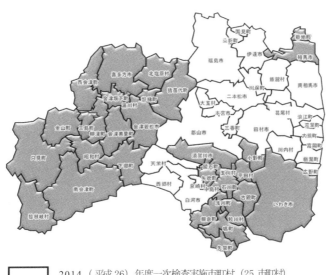

　□　2014（平成26）年度一次検査実施市町村（25市町村）
　■　2015（平成27）年度一次検査実施市町村（34市町村）

図3　実施対象年度別市町村（本格検査1回目）

　表2に示すように、年齢、性別、先行検査から本格検査（検査2回目）までの間隔、年齢階級別一次検査受診率、二次検査受診率などを考慮せず、一次検査受診者270,516人を地域別に分析した結果の比較においては、

・B及びC判定率は、「避難区域等13市町村」、「浜通り」、「会津地方」、「中通り」の順に高かった。

・悪性ないし悪性疑い者率は、「避難区域等13市町村」、「中通り」、「浜通り」、「会津地方」の順に高かった。

　一方、地域によって、先行検査から本格検査（検査2回目）までの間隔、及び細胞診実施率が大きくことなることから、これらが悪性ないし悪性疑い者率に影響している可能性が高く、地域別の解析には限界があることが指摘された。

表2　本格検査（検査2回目）地域別にみたB・C判定者、および悪性ないし悪性疑い者の割合

2017（平成29）年6月30日現在

		避難区域等13市町村 注4	中通り 注5	浜通り 注6	会津地方 注7	合計
対象者数		49,454	207,165	72,871	51,766	381,256
一次検査受診者数 ア 注1		34,558	152,697	51,053	32,208	270,516
震災時平均年齢（標準偏差）全体		8.1 (4.9)	7.7 (4.9)	7.8 (4.8)	7.4 (4.4)	-
検査時平均年齢（標準偏差）全体		11.5 (5.0)	11.6 (4.9)	12.4 (4.8)	12.2 (4.5)	-
女性（割合）	%	49.0	48.6	48.8	48.9	48.7
B・C判定数 イ		344	1,201	423	259	2,227
B・C判定率（B・C判定数/一次検査受診者数）イ/ア	%	1.00	0.79	0.83	0.80	0.82
二次検査受診者数 ウ 注2		293	967	340	188	1,788
二次検査受診率（二次検査受診者数/B・C判定数）ウ/イ	%	85.2	80.5	80.4	72.6	80.3
細胞診実施数 エ 注3		38	127	31	10	206
細胞診実施率（細胞診実施数/二次検査受診者数）エ/ウ	%	13.0	13.1	9.1	5.3	11.5
細胞診実施率（細胞診実施数/一次検査受診者数）エ/ア	%	0.11	0.08	0.06	0.03	0.08
悪性ないし悪性疑い者数 オ		17	39	10	5	71
悪性ないし悪性疑い者数/細胞診実施数 オ/エ	%	44.7	30.7	32.3	50.0	34.5
悪性ないし悪性疑い者率：10万対人 オ/ア		49.2	25.5	19.6	15.5	26.2
	(%)	(0.049)	(0.026)	(0.020)	(0.016)	(0.026)

注1　重複を除く。

注2　結果未確定者を除く。

注3　ウのうち、穿刺吸引細胞診を実施した人数（次回検査（A1、A2）と診断された方を含む）

注4　田村市、南相馬市、伊達市、川俣町、広野町、楢葉町、富岡町、川内村、大熊町、双葉町、浪江町、葛尾村、飯舘村

注5　福島市、郡山市、白河市、須賀川市、二本松市、本宮市、桑折町、国見町、大玉村、鏡石町、天栄村、西郷村、泉崎村、中島村、矢吹町、棚倉町、矢祭町、塙町、鮫川村、石川町、玉川村、平田村、浅川町、古殿町、三春町、小野町

注6　いわき市、相馬市、新地町

注7　会津若松市、喜多方市、下郷町、檜枝岐村、只見町、南会津町、北塩原村、西会津町、磐梯町、猪苗代町、会津坂下町、湯川村、柳津町、三島町、金山町、昭和村、会津美里町

　甲状腺評価部会において、本格検査（１回目）によって同定された悪性ないし悪性疑いの発見率に影響する因子を検討した結果[7]、図４に示すように、先行検査では2011（平成23）年度に実施対象市町村であった避難区域13市町村において二次検査対象者数の割合がいずれの年齢層においても低く、逆に本格検査において二次検査対象者数の割合が高くなっていた。したがって、先行検査におけるスクリーニング割合が、本格検査１回目のスクリーニング割合に影響している可能性が示唆された。

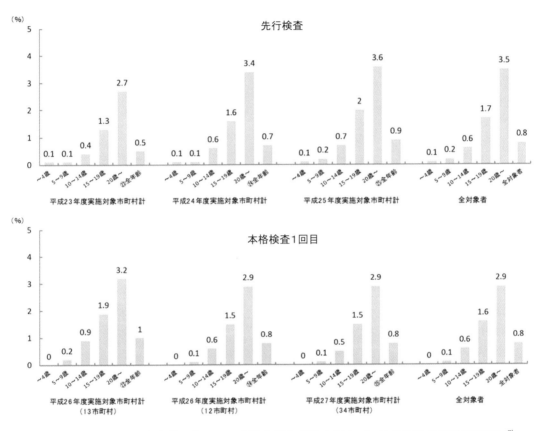

図４　一次検査結果判定者数に占める二次検査対象者数の割合（一次検査時の年齢階級別）[7]

　また、二次検査受診者について、一次検査における結節径分類別、年度別に細胞診の実施率をみた結果、結節径が 10.0mm 以下、および 10.1-20.0mm の群では，2015 年度実施群に比べて、2014 年度の二次検査実施群において細胞診実施率が高く、それに伴い悪性あるいは悪性疑い発見率が高い傾向を示した[8]。さらに、地域別に検討した結果、細胞診実施率および悪性ないし悪性疑いの発見率は，避難区域等＞中通り＞浜通り＞会津地方であり、結節径が 10.0mm 以下、および 10.1-20.0mm の群では，避難区域等と中通りにおいて細胞診実施率と悪性あるいは悪性疑い発見率が高い傾向を示した。一方、20.1mm 以上の群では，細胞診実施率に明らかな地域差は認めなかった。したがって、2014 年度は 2015 年度と比較して、結節径が 20mm 以下の群で細胞診実施率が高く、そのことが 2014 年度と 2015 年度の細胞診実施率の違いに影響し、かつ 2014 年度に検査を行った避難区域、

中通りの悪性ないし悪性疑い発見率に影響していた可能性が考えられた。

　そのため、甲状腺検査評価部会では、地域別に悪性ないし悪性疑いの発見率をみることに加え、UNSCEAR 2013 Report における、Annex A、ATTACHMENT C-16、Table C-16.2 の推定甲状腺総吸収線量 (Total) および ATTACHMENT C-18、Table C-18.5 の推定甲状腺総吸収線量 (Total dose) を用いて、内部被ばくを含めた推定甲状腺総吸収線量と悪性ないし悪性疑い発見率との関連をみることになった。UNSCEAR による推定甲状腺吸収線量と悪性ないし悪性疑い発見率との関連を性、年齢、検査年度を調整した上で分析した結果、線量と悪性ないし悪性疑い発見率との間には量・反応関係はみられず、本格検査 1 回目までの結果においては、放射線被ばく線量と甲状腺がんと関連は明らかではなかった。

3. 甲状腺検査の課題

　以上の結果を含めて、甲状腺検査の課題として下記の点が指摘されている。

1）甲状腺検査に関する課題

　上述のように、先行検査における年度別の結節発見率の違い、本格検査 1 回目の二次検査における年度別の細胞診実施率の違いが悪性ないし悪性疑いの発見率に影響していることに加え、地域間における一次検査及び二次検査の受診率の違い、検査間隔の違い、受診年齢の違い等も発見率に影響している可能性がある。さらには、図 5 に示すように、本格検査 1 回目の受診率は年齢層によって異なっており、特に高校卒業後の対象者の検査受診率が低くなっている。これらの影響を踏まえて、放射線被ばく線量と悪性ないし悪性疑いとの関連を検討していく必要がある。

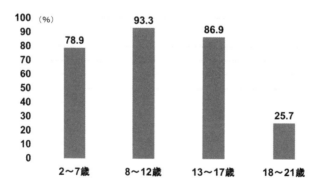

図 5　年齢別にみた本格検査 1 回目の一次検査受診率

2）放射線被ばく線量の評価に関する課題

　県民健康調査では、放射線事故後の個人の行動記録に基づく外部被ばく線量の評価が行われている。甲状腺がんは内部被ばくによる影響が強いことがこれまで指摘されているが、県民健康調査においては内部被ばく線量を評価していないため、内部被ばく線量を含めた影響を検討することが困難である。一方、UNSCEAR においては、市町村別の推定甲状腺

総吸収線量を評価しているが、個人の線量を評価しているものではない。個人ごとの甲状腺総吸収線量を評価に用いることが必要と考えられるが、実際上困難であり、放射線被ばくの甲状腺への影響をみることについてこれらの制限がある。

3） 甲状腺検査の集計外症例の把握について

　第 10 回甲状腺検査評価部会では、甲状腺検査で把握されていない悪性症例の存在が報告された[7]。甲状腺検査対象者のうち、2011 年 10 月 9 日〜 2017 年 6 月 30 日に福島県立医科大学病院で甲状腺がんの手術を受けた患者を抽出して患者一覧表を作成した結果、2017 年 6 月 30 日時点において甲状腺検査の細胞診により「悪性ないし悪性の疑い」と診断された対象者数（良性 1 人を除く）が 193 人であったのに対し、医大病院において手術を受け甲状腺がんと診断された患者数は 158 人（内、集計内 147、集計外 11）であった。したがって、検査対象者の中で集計されない甲状腺がんが一定数存在することが確認された。上記のように 18 歳以上になると一次検査の受診率が極端に低くなることから、今後も一定するこうした検査集計外の症例が出現する可能性が高く、本調査のみで全ての甲状腺がんを把握することが困難である。そのため、今後は地域がん登録及び全国がん登録のデータを利用することによって、放射線被ばくの影響を明らかにする必要がある。

4） 過剰診断についての課題

　本検査では悪性ないし悪性疑いが多くみつかっていることから、検討委員会、甲状腺検査評価部会において、過剰診断を指摘する声が挙がっている。甲状腺検査のデメリットとして、一生気づかずに過ごすかもしれない無害の甲状腺がんを診断・治療する可能性や、治療に伴う合併症が発生する可能性、結節やのう胞が発見されることにより不安になるなどの心への影響が考えられている。一般的には、がん検診として甲状腺超音波検査による甲状腺がんの集団スクリーニングを行うことは、メリットよりデメリットが上回るため推奨されておらず、本調査でもこれらのデメリットを十分に説明し同意を得た上で検査を実施するように、同意書の変更が検討されている。

おわりに

　県民健康調査における甲状腺検査は、現在本格検査 2 回目（検査 3 回目）が終了し、本格検査 3 回目（検査 4 回目）が実施されている。これまでの検討結果では、放射線被ばくと甲状腺検査悪性ないし悪性疑い発見率との明らかな関連はみられていないが、上記の課題を踏まえながら引き続き本格検査 2 回目、3 回目の結果を検討していく必要がある。県民の不安を受けて開始した「県民健康調査」甲状腺検査においては、県民の不安に寄り添うことを第一の目的にしていることを忘れることなく、検査を実施することが重要と考える。

文献

1）第 27 回「県民健康調査」検討委員会資料.

https://www.pref.fukushima.lg.jp/sec/21045b/kenkocyosa-kentoiinkai-b7-kaisai.html

2）Suzuki S, Suzuki S, Fukushima T, Midorikawa S, Shimura H, Matsuzuka T, Ishikawa T, Takahashi H, Ohtsuru A, Sakai A, Hosoya M, Yasumura S, Nollet KE, Ohira T, Ohto H, Abe M, Kamiya K, and Yamashita S, for the Fukushima Health Management Survey. Comprehensive survey results of childhood thyroid ultrasound examinations in Fukushima in the first four years after the Fukushima Daiichi Nuclear Power Plant accident. Thyroid. 26(6):843-851, 2016.

3）Ohira T, Takahashi H, Yasumura S, Ohtsuru A, Midorikawa S, Suzuki S, Fukushima T, Shimura H, Ishikawa T, Sakai A, Yamashita S, Tanigawa T, Ohto H, Abe M, Suzuki S, and for the Fukushima Health Management Survey Group. Comparison of childhood thyroid cancer prevalence among three areas based on external radiation dose after the Fukushima Daiichi Nuclear Power Plant Accident: The Fukushima Health Management Survey. Medicine. 95(35):e4472, 2016

4）Ohira T, Takahashi H, Yasumura S, Ohtsuru A, Midorikawa S, Suzuki S, Matsuzuka T, Shimura H, Ishikawa T, Sakai A, Yamashita S, Tanigawa T, Ohto H, Kamiya K, Suzuki S, and for the Fukushima Health Management Survey Group. Associations between childhood thyroid cancer and external radiation dose after the Fukushima Daiichi Nuclear Power Plant Accident. Epidemiology, 29:e32-34, 2018.

5）第 28 回「県民健康調査」検討委員会資料.

https://www.pref.fukushima.lg.jp/site/portal/kenkocyosa-kentoiinkai-28.html

6）第 8 回甲状腺検査評価部会資料.

https://www.pref.fukushima.lg.jp/site/portal/kenkocyosa-kentoiinkai-b8.html

7）第 10 回甲状腺検査評価部会資料

https://www.pref.fukushima.lg.jp/site/portal/kenkocyosa-kentoiinkai-b10.html

8）第 12 回甲状腺検査評価部会資料

https://www.pref.fukushima.lg.jp/site/portal/kenkocyosa-kentoiinkai-b12.html

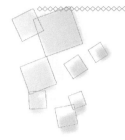

6．甲状腺検査の結果の解釈について

国立保健医療科学院、福島県立医科大学

高橋秀人

はじめに

　福島県にある東京電力原子力発電所の事故以来、住民への健康影響が心配されている。この不安に対し、福島県は福島県民健康調査を福島県立医科大学に委託し、住民の不安に寄り添い、健康影響に関する科学的エビデンスの創出に力を注いでいる。特にチェルノブイリ事故のときに、事故後 4 〜 5 年後に小児甲状腺がんが多く発見されたことから、県民健康調査では、基本調査として放射線外部被ばく線量を把握し、甲状腺検査により実態把握を行っている。本報告は、甲状腺検査 1 巡目の先行調査を整理し、同調査に関し、現在までに公開されている情報を基に、結果の解釈および今後の課題を提示することを目的とする。

1．甲状腺検査先行検査の結果

　福島県「県民健康調査」検討委員会（第 1 回から第 32 回）公開資料[1]、および「甲状腺評価部会」公開資料[2]、および福島県立医科大学「放射線医学県民健康管理センター」公開資料[3] を参考にした。

　2018 年 10 月現在、甲状腺検査について（1）先行検査（Baseline 検査:1 巡目検査）、（2）本格検査 1 回目（2 巡目検査）、（3）本格検査 2 回目（3 巡目検査）について、（a）調査対象者数（男 , 女）（人）、（b）発見者（悪性または悪性疑い者）（人）、（c）発見割合（（b）/（a）× 10 万人）は、それぞれ（1）（a）367637,（b）116（39,77）,（c）31.6,（2）（a）381244,（b）71（32,39）,（c）18.6,（3）（a）336669,（b）15（8,7）,（c）4.5, となっている（表 1）[1]。一方、国立がん研究センター、甲状腺がん（ICD-10: C73）罹患率データ（全国推計値）対 10 万人値では 2001 年〜 2010 年で 6.2 〜 10.4 である[4]。数字だけを見ると、先行検査、本格検査 1 回目において、福島県の数字が大きいように見える。現在公表論文のほとんどが、先行検査についてのものなので、先行検査に焦点をあてて、結果を解釈する。

<h4 align="center">表1 福島県県民健康調査 甲状腺検査の結果</h4>

	調査対象者数(人)	発見者数(男, 女)(人)	(発見者数/対象者数)×10万人
先行検査(Baseline調査)	367,637	116 (39, 77)	31.6
本格検査(1回目)	381,244	71 (32, 39)	18.6
本格検査(2回目)	336,669	15 (8, 7)	4.5

第32回検討委員会資料より作成 http://www.pref.fukushima.lg.jp/uploaded/attachment/287524.pdf

1）先行検査に関する結果

（1）記述疫学 年齢階級別嚢胞、結節の割合（県民健康調査と3県調査との比較）

　年齢階級別のう胞、結節、悪性または悪性疑い数（割合）について、県民健康調査から調査対象者数 N=294,905（男 N=148,830、女 N=146,075）において、のう胞について全体で男 45.7％、女 50.0％、結節について、全体で男性 1.0％, 女性 1.7％、悪性または悪性疑いについては、人口 10 万人あたり男性 26 人, 女性 51 人、全体では 39 人となっている[5]。

　これに対し、3県調査（福島の甲状腺検査と同じ方式で、青森県、山梨県、長崎県において実施した甲状腺検査 N=4,365、2012-2013 年実施）[6] との比較を表2にまとめた。表2より、のう胞、結節とも「県民調査」と「3県調査」の年齢階級別発見割合はほとんど同じであることがわかる。「悪性または悪性疑い」については、3県調査の結果が1例のため比較困難と考えるのが妥当であろう（偶然にもう1例発見されたすると大小関係が逆転するので、比較は困難と考えるほうが自然である）。

<h4 align="center">表2 3県調査（福島の甲状腺検査と同じ方式で、青森県、山梨県、
長崎県において実施した甲状腺検査 2012-2013 年）との比較</h4>

	県民健康調査(N=294,905)	3県調査(N=4,365)
	のう胞の年齢区分別発見割合(%)	
年齢	震災時0歳〜概ね18歳以下	3歳以上18歳以下
3-4	20.8	19.7
5-9	47.9	49.1
10-14	57.5	60.5
15-18	53.2	59.5
	結節の年齢区分別発見割合(%)	
3-4	0.36	1.41
5-9	0.51	0.64
10-14	1.13	1.50
	悪性または悪性疑い割合[10万人あたり]	
	39.3	22.9
	116/294,905	1/4,365

（Shimura H et al[5], Hayashida et al[6] を基に作成）

（2）発見数の評価その１（検討委員会集計データの解析による）

検討委員会の「集計データ」をもとに、福島県を地域に区切り、その地域間で差、いわゆる「内部比較」と、がん研究センターがん罹患統計の値との「外部比較」に関する報告があった。この報告では、地域ごとの線量情報の推計値を基に、市町村を独自にマージし9つの地域を作成し、この9つの地域において人口あたりの発見者数の割合を計算し、一番その割合の小さいところを基準としたオッズ比を算出している。発見者割合はそれぞれの地域で人口100万人あたり236から一番高いところで605人となり、一番割合の小さかったところと比較すると、オッズ比で1.3倍から2.6倍となっている（表3）[7]。また、この割合を事故から検査までの期間、これは大体4年位であるが、この値で除した値、すなわち「年間あたりの発見された割合」を罹患率とし、がん罹患統計における甲状腺がん罹患率と比較した値を罹患率比として報告しており、この計算ではがん罹患統計の値よりも20倍から50倍高い値となっている（表3）[7]。これは福島県の事故後、県民調査の値を用いて出された結果であり、その結果の意味することも重大であることから世間では大変大きな話題になった（学術的にも、掲載された雑誌に論評1、コメント7という異例の数の反響があった）。

表3　2014年12月31日までの各地域における有病割合、
有病割合オッズ比（POR）、および発生率比（IRR）

Areas and Districts (1) to (9)		Prevalence of Thyroid Cancer Cases per 10^6 (95% CI)	Internal Comparison POR (95% CI)	External Comparison IRR[a] (95% CI)
Nearest area (1)	(2011 fiscal year)	359 (201, 592)	1.5 (0.63, 4.0)	30 (17, 49)
Middle area	(2012 fiscal year)	402 (304, 522)	1.7 (0.81, 4.1)	33 (25, 43)
North middle district (2)		237 (123, 414)	1.0 (0.40, 2.7)	20 (10, 35)
Central middle district (3)		605 (302, 1082)	2.6 (0.99, 7.0)	50 (25, 90)
Koriyama City district (4)		462 (299, 683)	2.0 (0.87, 4.9)	39 (25, 57)
South middle district (5)		486 (210, 957)	2.1 (0.7, 6.0)	40 (17, 80)
Least contaminated area	(2013 fiscal year)	332 (236, 454)		28 (20, 38)
Iwaki City district (6)		451 (282, 682)	1.9 (0.84, 4.8)	38 (24, 57)
Southeastern least contaminated district (7)		236 (95, 486)	1 (reference)	20 (7.9, 41)
Western least contaminated district (8)		305 (146, 561)	1.3 (0.49, 3.6)	25 (12, 47)
Northeastern least contaminated district (9)		0 (0, 595)	0.00 (0.0, 2.6)	0.00 (0.0, 50)

[a] The IRRs were based on diagnosis by cytology. When based on histologically confirmed cases that were operated on, the IRRs for external comparisons using a latent duration of 4 years were 28 (95% CI = 15, 47) in the nearest area (excluding one benign case), 30 (95% CI = 22, 39) in the middle area, and 16 (95% CI = 10, 24) in the least contaminated area for which the secondary examination of cytology positive cases is incomplete

(Reprint from Table 2[7] with permission)

（2）-1 本報告におけるコメントの主なものは次の通りである。

① 他の地域でも同様の結果が得られている[8,9]。

先に紹介した3県調査との比較から、この結果と3県調査の結果では、悪性または悪性疑い数の発見の割合はそんなに大きく違っているわけではない。他の地域でも同様の結果が得られている。

② チェルノブイリ事故との比較 [10,11]

　チェルノブイリでは、1986 年の事故後、甲状腺がんの発見者数は、1986 年からの 3 年間は 4,5,6 人と推移していたものが、4 年後の 1990 年から 29 人、55 人と急増したと報告されている。放射線の影響が、チェルノブイリのように事故後 4 年以降に甲状腺がんの増加として観測されるとするならば、先行調査は事故から 3 年間で行われているため、放射線との関連と関連があると考えるとは難しいと思われる。

③ 甲状腺検査の特徴（検査により死に至らない進行の遅いがんを多く見つけてしまう）[12-14]。

　韓国の報告で、がん検診制度（甲状腺検査が含まれている）を開始した直後から、甲状腺がんの発見が増加したが、死亡率はほとんど変わらなかった。これは甲状腺検査により「死に至らない進行の遅いがん」を多く見つけたという根拠になっている（図1）。また検査の受診割合が高くなると、発見される割合も高くなる（図２）。このように多く検査を行えば見つかる数は多くなるので、この点の検討が重要であるというコメントがあった。ちなみに、甲状腺がんの罹患率 2010 年日本のがん罹患統計では 人口 10 万人あたり 男 6.1、女 14.6、韓国の 2010 年は、男 18.3、女 87.4 であり、これは真の罹患状況の差であるのか、日本と韓国の甲状腺検査の受診割合の違いなのかを考えることが重要だというコメントである。

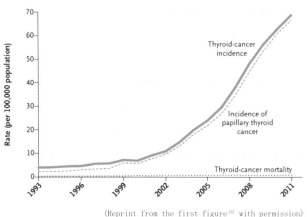

(Reprint from the first figure[14] with permission)

図1　がん検診実施と甲状腺発見率の関連（韓国の例）

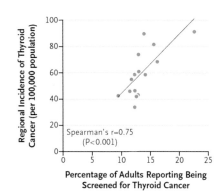

(Reprint from the second figure[14] with permission)

図2　甲状腺受診割合と発見率（韓国の例）

④ 生態学的研究の限界 [15]

　地域ごとの比較は「生態学的研究」であり、このデザインには一般論として Ecological fallacy（生態学的誤謬）という、結果が歪む可能性があるので、関連を見るには限界がある。Ecological fallacy（生態学的誤謬）とは、例えば、個体単位では増加も減少もしない状況が、地域単位でみると、あたかも上昇しているように見える

など関連をゆがめる現象をさす。これは個体を地域状況にまとめてしまうために、人口規模がそろっていない状況などのために、地域規模に差があることにより生じる（図3）。

⑤ 方法論的な問題 [16,17]

有病割合から罹患率を計算する部分に誤りがあるという指摘があった。

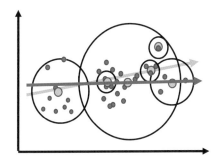

図3　生態学的誤謬（Ecological Fallacy）

(2)–2 初期の研究の示唆すること

このように初期の研究には多くのコメントがあり、それをまとめると、甲状腺検査の値を解釈するうえで、①甲状腺検査の特徴である「死に至らない進行の遅いがんを多く見つけてしまう」こと、②甲状腺検査を多く受けると、多くのがんが発見されることから、検査の受診割合を考慮すること、③地域単位の研究ではなく、個人単位の研究を実施する方が正確であること、④有病割合と罹患率の変換には注意すること、が重要であるとなる。

(2)–3 その他わかってきたこと

その他わかってきたこととして、甲状腺がんの特徴として、体内に甲状腺がんを有していたとしても、進行が遅いために臨床症状を生じず、発見されないということがある。メタ解析により、死亡解剖例の11.2％に、甲状腺がんが見つかった報告がある [18]。また、現在甲状腺がんは臨床症状というよりも、人間ドック等の検査によって初めて発見されるということが多いと言われている。

また、甲状腺検査について、検査は立体画像を検査時の2次元断面から把握するために、細心の注意を払ったとしても100％発見することは難しい。過去の報告では、57〜86％ [19]、あるいは40〜44％ [20]、29〜87％ [21] というように、感度は高い値ではない。県民健康調査の検査感度については、真にがんを有している人が未知のために、検査でがんを有する人を発見する割合を求めることはできない。

(3) 発見数の評価その2

次に、甲状腺がん発見数について、有病割合と罹患率を変換するところを修正した別の研究結果の報告である。この報告では、甲状腺検査受診者について、年齢階級別数、がん罹患統計で推定された日本国全体の年齢階級別の累積罹患率をあてはめた場合に算出される、期待罹患者数を計算している。実際の観測者数とこの期待罹患者数を比較することにより、その比（O/E）比を算出することができ、この値が1であればがん罹患統計の状況と同じ罹患数ということがわかるが、1より大きいとより多い罹患数であることを意味する。甲状腺検査では男性で46.1、女性で26.6、合計で30.8と、合計値で30.8倍高いという結果になっている [22]。この結果について、甲状腺検査の特徴である「通常では発見されない死に至らない多くのがんを見つけてしまう」ことに起因するのではないかと考察し

ている。先ほどの観点から言えば、この研究は罹患率と有病割合の比較を合理的に行っているが、甲状腺検査による発見（検査によって積極的に発見した）と臨床的な発見（受動的に人間ドック等で発見）の差、甲状腺検査の感度に関する調整は行っていない（表4）。

表4 2014年末現在の福島県における甲状腺がんの罹患率の観測値および予測値

	Sex	Number of malignant cases[a]	Percent age among target population	O/E ratio	95% CI
Observed (age at screening ≦20)[b]	Males	54.8	0.032		
	Females	105.3	0.064		
	Total	160.1	0.047		
Expected (attained age ≦20)					
Based on average incidence rate in 2001–10[c]	Males	1.2	0.001	46.1	34.5–59.8
	Females	4.0	0.002	26.6	21.7–32.0
	Total	5.2	0.002	30.8	26.2–35.9
Based on incidence rate in 2014[d]	Males	1.3	0.001	41.4	31.0–53.7
	Females	5.9	0.004	17.9	14.6–21.6
	Total	7.2	0.002	22.2	18.9–25.9

(Reprint from Table 1[22] with permission)

（4）発見数の評価その3 [23]

甲状腺検査はおおむね18歳以下である。甲状腺の罹患時点を図4のように「検査で見つけることができる時点」と「潜伏期間」により表す。これにより、検査で発見するのはこの潜伏期間であり、これを用いて検査発見と臨床的

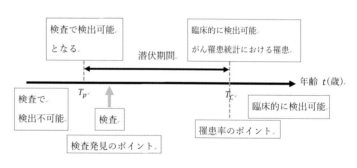

図4 がん進展モデル

な発見を分離する。年齢を5歳階級にきざみ、それぞれの年齢において「腫瘍の発生」「潜伏期間」「臨床的罹患率」をつなぐモデルに従って計算する。このモデルにおいて臨床的罹患率を基に、腫瘍の発生および潜伏期間に係るモデルのパラメータを推定し、今度はそのモデルを用いて、検査時の年齢階級別の有病割合を推定する。年齢階級別の検査受診者数に、この有病割合、その年齢区分における受診割合を乗じ、検査感度を設定することにより、事故の影響がない場合の実測値に対する期待値を推定することができる。あとはこの期待値の95％信頼区間に実測値が入るかどうかで、実際の観測値が多かったのかどうかを判断することができる（表5）。

この研究では、甲状腺検査の甲状腺がん観測数とがん罹患統計を比較するために、①有病割合と罹患率の単位をそろえる（腫瘍の進展度もそろえた）、②小児における甲状腺検査（全数調査）によるがん発見と臨床におけるがん発見。事故の影響がないモデルを構築

③検査の感度の設定（一次検査、二次検査）を用いて、事故がないときに観測される期待度数およびその95% CIを推定、がん罹患統計からモデルを通して計算される、甲状腺検査での期待度数と95% CIを計算する。ここで観測された数が期待度数の95% CIに含まれていれば特別なことが起きているわけではない、すなわち福島事故とは関係なく、全国のどこででも甲状腺検査を実施すれば、1次検査の感度70%、2次検査の感度90%くらいであれば、甲状腺がん男39人、女79人（計116人）は観測され得ることがわかる。

表5　感度シミュレーションに基づく期待検出数

(A) Males (observed cases n=39)				(B) Females (observed cases n=77)			
Sensitivity (primary mass screening)	Sensitivity (secondary confirmation examination)	Expected detected cases	95% CI	Sensitivity (primary mass screening)	Sensitivity (secondary confirmation examination)	Expected detected cases	95% CI
1.0	1.0	49.3	35.5-63.0*	1.0	1.0	141.1	117.8-164.4
0.9	1.0	44.3	31.3-57.4*	0.9	1.0	127.0	104.9-149.1
0.9	0.9	39.9	27.5-52.3*	0.9	0.9	114.3	93.4-135.3
0.9	0.8	35.5	23.8-47.2*	0.9	0.8	101.6	81.9-121.4
0.8	1.0	39.4	27.1-51.7*	0.8	1.0	112.9	92.1-133.7
0.8	0.9	35.5	23.8-47.2*	0.8	0.9	101.6	81.9-121.4
0.8	0.8	31.5	20.5-42.5*	0.8	0.8	90.3	71.7-108.9*
0.7	1.0	34.5	23.0-46.0*	0.7	1.0	98.8	79.3-118.3
0.7	0.9	31.0	20.1-42.0*	0.7	0.9	88.9	70.4-107.4*
0.7	0.8	27.6	17.3-37.9	0.7	0.8	79.0	61.6- 96.5
0.6	1.0	29.6	18.9-40.2*	0.6	1.0	84.7	66.6-102.7*
0.6	0.9	26.6	16.5-36.7	0.6	0.9	76.2	59.1- 93.3*
0.6	0.8	23.7	14.1-33.2	0.6	0.8	67.7	51.6- 83.9*
0.5	1.0	24.6	14.9-34.4	0.5	1.0	70.6	54.1- 87.0*
0.5	0.9	22.2	12.9-31.4	0.5	0.9	63.5	47.9- 79.1
0.5	0.8	19.7	11.0-28.4	0.5	0.8	56.5	41.7- 71.2

95% CI=95% confidence interval.

* Observed cases are included in the 95% CI

(Reprint from Table 4[23] with permission)

(5) 発見数の評価その4[24]

　福島の地域別の比較初期の研究では、59市町村を独自の基準で9つの地域を作成していたが、より客観的に、県民健康調査の個人線量（これは個人データになる）をもとに、個人外部線量5mSV以上が1%以上のGroup（地域）A、個人線量1mSV未満が99%以上の地域C、それ以外Bの3地域にわけたものについて、これらを比較した（表6-1）。下3段の一番上が調整なしの値、2番目は性年齢の調整、3番目は性年齢と、事故後検査までの期間での調整になっている。地域Cを基準にした場合、地域Aも地域Bもオッズ比が1付近で有意でない、すなわち関連があるとはいえないことを示している。この3地域をWHOの線量推計値を基に比較的高い線量地域をGroup（地域）1、比較的一番低い線量地域を地域3、中程度を地域2とした場合、先ほどの結果と同様に地域1で発見の割合

表 6-1　福島県県民健康調査により推定された最初の 4 か月の外部放射線量による
地域グループ別の甲状腺がんの年齢および性別調整 OR および 95% CI

地域グループ	Group A	Group B	Group C
N	4,192	213,564	82,720
Women, %	50.5	49.4	49.8
Age at the time of the nuclear accident, y (SD)	9.4 (5.4)	9.0 (5.1)	8.6 (4.8)
Age at the time of screening, y (SD)	10.2 (5.4)	10.6 (5.1)	11.2 (4.9)
Duration from the time of the nuclear accident to the time of screening、y(SD)	0.8 (0.6)	1.7 (0.7)	2.6 (0.5)
No. of cases	2	76	34
Prevalence proportion per 100000 people	47.7	35.6	41.1
Crude OR (95% CI)	1.16 (0.28-4.83)	0.87 (0.58-1.30)	Reference
Age- and sex-adjusted OR (95% CI)	1.49 (0.36-6.23)	1.00 (0.67-1.50)	Reference
Multivariable-adjusted OR (95% CI) ¶	1.01 (0.22-4.63)	0.82 (0.51-1.34)	Reference

*The group of the proportion of exposed external radiation of 5 mSv or more is more than or equal to 1%.
† The group of the proportion of exposed external radiation of 5 mSv or more is less than 1% and of 1 mSv or less is less than 99.9%.
‡ The group of the proportion of exposed external radiation of 1 mSv or less is more than or equal to 99.9%.
x Adjusted for age at the thyroid examination and sex.
¶ Adjusted for age at the thyroid examination、sex、and duration from the nuclear accident to the thyroid examination.
95% CI=95% confidence interval、OR=odds ratio、SD=standard deviation.

(Reprint from Table 2[24] with permission)

表 6-2　WHO より推定された最初の 4 か月の外部放射線量による地域グループ別の
甲状腺がんの年齢および性別調整 OR および 95% CI

地域グループ	Group 1	Group 2	Group 3
N	4,192	147,830	148,454
Women, %	50.5	49.4	49.8
Age at the time of the nuclear accident, y (SD)	9.4 (5.4)	9.1 (5.2)	8.7 (4.9)
Age at the time of screening, y (SD)	10.2 (5.4)	10.6 (5.2)	11.0 (4.9)
Duration from the time of the nuclear accident to the time of screening、y(SD)	0.8 (0.6)	1.5 (0.6)	2.3 (0.7)
No. of cases	2	52	58
Prevalence proportion per 100000 people	47.7	35.2	39.1
Crude OR (95% CI)	1.22(0.30-5.00)	0.90 (0.62-1.31)	Reference
Age- and sex-adjusted OR (95% CI)	1.50(0.37-6.15)	1.01 (0.69-1.47)	Reference
Multivariable-adjusted OR (95% CI) ¶	1.07(0.24-4.71)	0.84 (0.54-1.32)	Reference

*Relatively highest dose area.
† Middle dose area.
‡ Relatively lowest dose area classified by WHO estimation.
x Adjusted for age at the thyroid examination and sex.
¶ Adjusted for age at the thyroid examination、sex、and duration from the nuclear accident to the thyroid examination.
95% CI=95% confidence interval、OR=odds ratio、SD=standard deviation、WHO=World Health Organization.

(Reprint from Table 3[24] with permission)

が高いという結果にはならない（表6-2）。これらの結果に関し，個人線量で1mSV以上の方の割合の大小で、それぞれ同じ人数になるように、それぞれの地域を分類し解析しても前の結果と同様に地域差はなく、また1mSV以上の方の割合の大きい地域の方でがんの発見者数が多いということもないことがわかった。

(6) 甲状腺の進展について

若年において発見された甲状腺がんにおいて、その進行（体積の増加）は、ある時間経過後 停止するのではないかという結果が2016年に報告されている[25]。若年において甲状腺がんが見つかった場合、定期診断のモニタリングで状況把握することが重要と指摘されている。

(7) 今後の解析に求められるもの

上記の結果・コメントより、今後の研究には次のようなことが必要であると考える。①甲状腺検査の特徴を考慮する（死にいたらない進行の遅いがんも多く見つけてしまう）、②結果に影響を与える要因（性、年齢、各種受診割合、検査間隔など）で調整した解析、③地域単位の研究ではなく、個人単位の研究を行う、④検査感度に留意する、⑤個人線量の推定精度（分散の推定値）が必要、⑥推定値の範囲を基にした感度解析、⑦転居等による打ち切りを最小とする、⑧がん登録等とのリンケージ。

本格検査の解析では、地域単位の解析はできるだけさけ、個人を対象とした解析が必要である。結果に影響を与えうる交絡因子による調整を考えなければ真実に近づけない状況であること、結果がゆがめられたと考える報告は、重要視しないという共通認識が必要であろう。

2) 甲状腺検査に関連する情報

続いて、甲状腺検査の今後を考える上で有意義な見解を提示する。

検討委員会の見解として

(1) 県民健康調査における中間とりまとめ（2016年3月）[26]

甲状腺検査について次のようにまとめられている。

・死に結びついたりすることがないがんを多数診断している可能性がある。

・影響評価のためには長期にわたる情報の集積が不可欠である。

・検査を受けることによる不利益についても丁寧に説明しながら、今後も甲状腺検査を継続していくべきである。

・線量評価研究との連携を常に視野に入れて 調査を進めていく。

・今後のデータ解析の「考え方」を現時点で予め示しておく

・事故当時の 乳幼児における検査結果は重要

・県外転出等が増加する年代に対する対応

その他「不安の解消」なども取り上げられている。

(2) 米国予防医療専門委員会（US Preventive Services Task Force: USPSTF）の発表 [27]

　米国では、甲状腺がんの進展などの特徴を鑑み、予防の観点から無症状の成人に関する甲状腺検査は推奨しないという「Grade D」勧告が発表されている。この発表に関する対象は成人であり、甲状腺検査には直接関係しないが、その意味は大きいと考える。

(3) 国際がん研究機関（International Agency for Research on Cancer: IARC）甲状腺モニタリングレポート [28]

　国際がん研究機関から、①専門家集団は、原子力事故後の集団甲状腺検診を推奨しない、②専門家集団は、原子力事故後に、より高いリスクをもつ方々に、長期にわたる甲状腺モニタリングプログラムを提供する考慮がなされることを推奨する。というリコメンデーションが発表されている（随所に「チェルノブイリの際に実施したことや，現在福島で実施している内容を批判したり，その活動に対しガイダンスしているわけではない」ということが記載されている）。

まとめ

　本報告では、先行調査をもとに公表された論文から甲状腺検査の結果・解釈について概説した。検討委員会資料を単純に解析すると、甲状腺検査では「多くのがん」が発見されているように見えるが、解析には様々な調整が必要であり、それを実施すると、「関連がある」とは言えない状況である。また、甲状腺検査の今後に関する示唆を紹介した。甲状腺がんは、胃がんや肺がんなどとは大きく性質が異なるので、「早期発見・早期治療」とは異なった方法が求められる。

　福島県は「県民健康調査」により（1）県民の健康を長期にわたり見守る、（2）将来にわたる県民の健康の維持、増進を図る、ことを実施している。現在得られている知見を、住民、県、国、関係国等が共有することにより、また、知見が積みあがることにより、住民がより安心して暮らしていけるように、検査が進んでいくことを願っている。

参考文献

1）福島県.「県民健康調査」検討委員会 配布資料、議事録 (第 1 回〜直近 32 回). 2011-2018 http://www.pref.fukushima.lg.jp/site/portal/kenkocyosa-kentoiinkai.html

2）福島県. 甲状腺評価部会 配布資料、議事録 (第 1 回〜直近第 10 回). 2011-2018 http://www.pref.fukushima.lg.jp/site/portal/kenkocyosa-kentoiinkai.html

3）福島県立医科大学. 放射線医学県民健康管理センターホームページ. 2018 http://fukushima-mimamori.jp/publications/

4）国立がん研究センター. 地域がん登録全国推計によるがん罹患データ（1975 年〜2015 年）. 2018 https://ganjoho.jp/reg_stat/statistics/dl/index.html

5）Shimura H, Sobue T, Takahashi H, Yasumura S, Ohira T, Ohtsuru A, et al. Findings of

Thyroid Ultrasound Examination Within 3 Years After the Fukushima Nuclear Power Plant Accident: The Fukushima Health Management Survey. J Clin Endocrinol Metab. 2018; 103(3): 861-9.

6） Hayashida N, Imaizumi M, Shimura H, Furuya F, Okubo N, Asari Y, et al. Thyroid ultrasound findings in a follow-up survey of children from three Japanese prefectures: Aomori, Yamanashi, and Nagasaki. Sci Rep. 2015; 5: 9046.

7） Tsuda T, Tokinobu A, Yamamoto E, Suzuki E. Thyroid Cancer Detection by Ultrasound Among Residents Ages 18 Years and Younger in Fukushima, Japan: 2011 to 2014. Epidemiology. 2016; 27(3): 316-22.

8） Takamura N. Re: Thyroid Cancer Among Young People in Fukushima. Epidemiology. 2016; 27(3): e18.

9） Nagataki S, Takamura N. A review of the Fukushima nuclear reactor accident: radiation effects on the thyroid and strategies for prevention. Curr Opin Endocrinol Diabetes Obes. 2014; 21(5): 384-93.

10） Korblein A. Re: Thyroid Cancer Among Young People in Fukushima. Epidemiology. 2016; 27(3): e18-9.

11） Kazakov VS, Demidchik EP, Astakhova LN. Thyroid cancer after Chernobyl. Nature. 1992; 359(6390): 21.

12） Suzuki S. Re: Thyroid Cancer Among Young People in Fukushima. Epidemiology. 2016; 27(3): e19.

13） Wakeford R, Auvinen A, Gent RN, Jacob P, Kesminiene A, Laurier D, et al. Re: Thyroid Cancer Among Young People in Fukushima. Epidemiology. 2016; 27(3): e20-1.

14） Ahn HS, Kim HJ, Welch HG. Korea's thyroid-cancer "epidemic"--screening and overdiagnosis. N Engl J Med. 2014; 371(19): 1765-7.

15） Jorgensen TJ. Re: Thyroid Cancer Among Young People in Fukushima. Epidemiology. 2016; 27(3): e17.

16） Takahashi H, Ohira T, Yasumura S, Nollet KE, Ohtsuru A, Tanigawa K, et al. Re: Thyroid Cancer Among Young People in Fukushima. Epidemiology. 2016; 27(3): e21.

17） Shibata Y. Re: Thyroid Cancer Among Young People in Fukushima. Epidemiology. 2016; 27(3): e19-20.

18） Furuya-Kanamori L, Bell KJL, Clark J, Glasziou P, Doi SAR. Prevalence of Differentiated Thyroid Cancer in Autopsy Studies Over Six Decades: A Meta-Analysis. J Clin Oncol. 2016; 34(30): 3672-9.

19） Bastin S, Bolland MJ, Croxson MS. Role of ultrasound in the assessment of nodular thyroid disease. J Med Imaging Radiat Oncol. 2009; 53(2): 177-87.

20） Moon WJ, Jung SL, Lee JH, Na DG, Baek JH, Lee YH, et al. Benign and malignant thyroid nodules: US differentiation--multicenter retrospective study. Radiology. 2008; 247(3): 762-70.

21） Papini E, Guglielmi R, Bianchini A, Crescenzi A, Taccogna S, Nardi F, et al. Risk of malignancy in nonpalpable thyroid nodules: predictive value of ultrasound and color-Doppler features. J Clin Endocrinol Metab. 2002; 87(5): 1941-6.

22） Katanoda K, Kamo K, Tsugane S. Quantification of the increase in thyroid cancer prevalence in Fukushima after the nuclear disaster in 2011–a potential overdiagnosis? Jpn J Clin Oncol. 2016; 46(3): 284-6.

23） Takahashi H, Takahashi K, Shimura H, Yasumura S, Suzuki S, Ohtsuru A, et al. Simulation of expected childhood and adolescent thyroid cancer cases in Japan using a cancer-progression model based on the National Cancer Registry: Application to the first-round thyroid examination of the Fukushima Health Management Survey. Medicine (Baltimore). 2017; 96(48): e8631.

24）Ohira T, Takahashi H, Yasumura S, Ohtsuru A, Midorikawa S, Suzuki S, et al. Comparison of childhood thyroid cancer prevalence among 3 areas based on external radiation dose after the Fukushima Daiichi nuclear power plant accident: The Fukushima health management survey. Medicine (Baltimore). 2016; 95(35): e4472.

25） Midorikawa S, Ohtsuru A, Murakami M, Takahashi H, Suzuki S, Matsuzuka T, et al. Comparative Analysis of the Growth Pattern of Thyroid Cancer in Young Patients Screened by Ultrasonography in Japan After a Nuclear Accident: The Fukushima Health Management Survey. JAMA Otolaryngol Head Neck Surg. 2017.

26） 福島県県民健康調査検討委員会. 県民健康調査における中間取りまとめ 2018. https://www.pref.fukushima.lg.jp/uploaded/attachment/158522.pdf

27） Bibbins-Domingo K, Grossman DC, Curry SJ, Barry MJ, Davidson KW, Doubeni CA, et al. Screening for Thyroid Cancer: US Preventive Services Task Force Recommendation Statement. JAMA. 2017; 317(18): 1882-7.

28） IARC Expert Group. Thyroid Health Monitoring after Nuclear Accidents; 2017. http://publications.iarc.fr/Book-And-Report-Series/Iarc-Technical-Publications/Thyroid-Health-Monitoring-After-Nuclear-Accidents-2018

IV

放射線と甲状腺検査の捉え方と
リスクコミュニケーション

7. 福島県内の原発事故に対する放射線不安及び
県民健康調査についてのアンケート調査結果

産業医科大学産業生態科学研究所放射線健康医学研究室

岡﨑龍史

はじめに

　2011年東日本大震災の津波の影響で、東京電力福島第一原子力発電所（原発）は総電源喪失となり、大量の放射性物質が放出する事故となった。国際原子力事象評価尺度では、「広範囲に健康と環境への影響を伴った放射性物質の深刻な放出」という基準で最高のレベル7と評価された。チェルノブイリ原発事故も同じレベル7であり、その周辺では小児の甲状腺がんの発症や環境への影響が大きかった。当時ソビエト連邦という国において、正しい情報がなかなか出なかったこと等により情報が混乱し、放射線の影響については正しく伝わらず、不安が助長された。日本においても同様の状況であったと考えられる。専門家による「安全」や「安心」という言葉や数値での説明は、国民から理解が得られなかった。これらは、日本における放射線教育は義務教育から約30年されてこなかったこと、また、医学部でも放射線基礎医学を持つ講座が80校中8校しかないこと等により、放射線の基礎知識が日本国民にほとんどなかったと示唆され、放射線の正しい理解の支障となったと考えられる。そのため、日本で放射線に対する不安は高まり、特に甲状腺がん発症リスクの関心は高くなった。チェルノブイリ原発事故に比べて、福島での放射線被ばく線量は低く、また当初我が国では日常的に海藻を食べるためヨウ素過剰であり放射線の影響は出にくいと考えられていたが、2011年10月より子供たちの甲状腺の状態を把握するために甲状腺検査が始まった。

1. 原発事故後の放射線に対する不安調査

　2011年及び2013年に、福島県内外の一般県民及び医師、さらにS医科大学医学生（S医大学生）に対して放射線不安調査を行った。福島県外は関東圏と九州圏が対象である。アンケートには原発事故後の放射線量測定値による今後の放射線影響についての不安を、「不安はない」、「やや不安」「不安である」、「かなり不安」及び「わからない」の項目で尋ねた[1,2]。2011年においては、「不安はない」の回答は、福島県内県民、県外県民、県内医師、県外医師及びS医大学生で、それぞれ1.8%、7.7%、20.8%、27.7%及び49.5%であっ

た。放射線の知識があることによって不安が軽減すると考えられる（図1）。2013年では、「不安はない」の回答は、福島県内県民、県外県民、県内医師、県外医師及びS医大学生で、それぞれ5.2％、36.5％、40.0％、25.4％及び59.4％となった（図2）。県内県民の不安はあまり変わりないが、県外県民は2年経過し放射線の情報が少なくなったため、不安が軽減している可能性がある。県内医師の不安の程度が軽減しているのは、身近なことであり、放射線の知識が増えたためかもしれない。県外医師は放射線情報を必要としないので、知識量の変化がないかもしれない。しかしながら、放射線基礎医学の講義が終わったS医大学生でも約10％は「かなり不安」あるいは「わからない」と答えた。教育を受けても不安が解消されない場合があると考えられる。

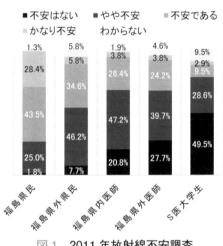

図1　2011年放射線不安調査

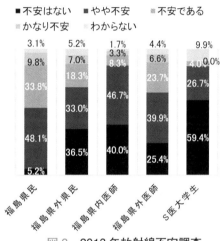

図2　2013年放射線不安調査

　不安項目として「甲状腺がん」、「皮膚への影響」、「眼への影響」、「血液の影響」、「がんのリスク」、「胎児への影響」、「次世代への影響」、「食物汚染」、「土壌汚染」、「漠然とした不安」及び「その他」について尋ねた。2011年、福島県内外の県民において、「甲状腺がん」、「がんのリスク」、「次世代への影響」、「食物汚染」及び「土壌汚染」に関して、不安が高かった。「食物汚染」が低かったのは、福島県外医師のみであった（図3）。福島県内の医師は「甲状腺がん」の不安が少なかったが、「次世代への影響」、「食物汚染」及び「土壌汚染」に関して不安が高かった。2013年も各グループほぼ同じ傾向であるが、福島県内医師の「甲状腺がん」の不安が増加したことが特徴的である（図4）。おそらく福島県民健康調査で甲状腺がんの症例が増加しているため、不安が増加したと考えられる。また、福島県外医師の「食物汚染」の不安が増加した。2012年11月9日、首相官邸ホームページにおいて、原子力災害専門家グループは「福島県産の食品の安全性について」コメントしている[3]。福島県産の農産物、畜産物及び水産物は、放射能検査を行って出荷しており、これまで健康に影響が及ぶ数値は出ておらず、安全で安心して食することができると記載があるが、周知されていないようである。

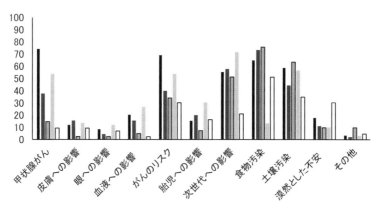

図3　2011年放射線不安項目別

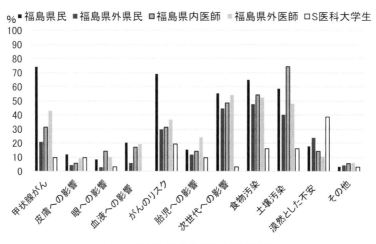

図4　2013年放射線不安項目別

2. 放射線不安に対する調査と甲状腺検査に対するアンケート調査

　2017年、福島県内の医療従事者及び県民に対して、放射線不安に対する調査と県民健康調査での甲状腺検査に対しての意識調査を行った[4]。福島原発事故から6年が経過した時点で、放射線不安が福島の中でどの程度残っているのか、あるいは軽減してるのか、さらに甲状腺検査を行っていることに対しての意識、また今後のあり方について調査を行った。当時の福島県小児科医会の中でも、漫然と甲状腺検査を行うべきかどうか、何かしらの調査を行い、今後を検討したいということからアンケート調査を行った。

　福島県内の小児科を持つ病院及び小児科クリニック、126医療機関にアンケートを郵送し、35医療機関からの回答を得た。医療従事者（医師、看護師及び医療事務）258名と来院された患児の保護者240名から回答を得た。郡山市が204名ともっとも多く、ついで福島市から99名であった。以下、会津若松市35名、須賀川市30名、いわき市16名、伊達

市 16 名、南会津町 12 名、相馬市 12 名、会津美里町 9 名、三春町 8 名、福島県内その他 45 名、未回答は 5 名であった。年齢分布は、医療従事者が平均 44.9 ± 11.9（SD）歳（中央値 45）及び保護者が平均 39.3 ± 8.9（SD）歳（中央値 35）であった。また、女性の回答者が医療従事者 223 名、保護者 207 名と男性と比べ多かった。

1）放射線教育に対する調査

　放射線の教育回数は、医療従事者が平均 1.6 ± 1.3（SD）回、保護者平均 1.0 ± 1.1（SD）回と、前者が有意に多かった。今回設問で 0 回を入れておらず、備考欄に 0 回と記載があったものが 0 回で、未回答は 0 回の可能性がある（図 5）。保護者の方が教育の機会がないと考えられた。

　放射線の人体影響について詳しく教育を受けたことがあるかという設問では、医療従事者で 38.0％と保護者（24.0％）より有意に多く受けていた。放射線に対する知識が十分であるかどうかについては、医療従事者と保護者の間で、統計的に有意な差はなかった（図 6）。

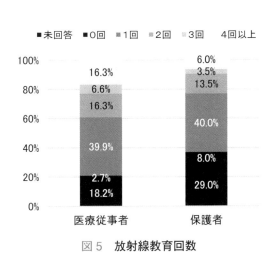

図 5　放射線教育回数

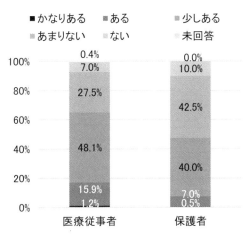

図 6　放射線の知識は十分か

2）放射線影響に対する不安調査

　放射線不安については、医療従事者と保護者の間に有意な差がない（図 7）。

　放射線影響に関する 14 の不安項目について 6 段階評価で尋ねた（図 8）。医療従事者及び保護者ともに、「甲状腺がん」、「子供への健康影響」、「将来生まれてくる子や子孫への遺伝的な影響」、「風評被害」及び「将来的な福島県の子供に対する偏見や差別」は 3 を超えており、不安が強いと見られる。子供や子孫に関与することには不安が強くなる傾向であった。「甲状腺がん」、「子供への健康影響」及び「将来生まれてくる子や子孫への遺伝的な影響」は、医療従事者の方が保護者に比べ、有意に若干低かった。「うつなどの精神疾患」は、医療従事者の方が保護者に比べ若干有意に高かった。放射線が精神疾患に直接影響することではなく、放射線不安等からメンタルヘルスの問題として、医療従事者の方は捉えていたためかもしれない。

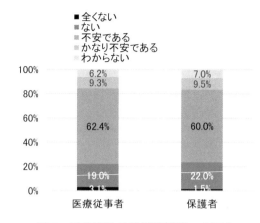

図7　原発事故の放射線影響への不安

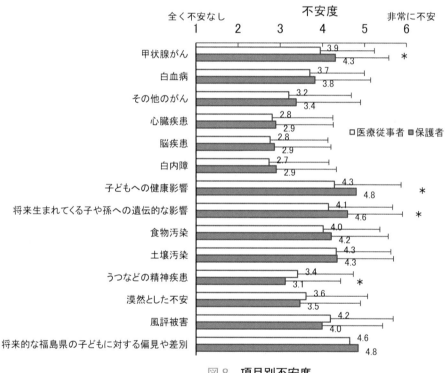

図8　項目別不安度

　「甲状腺がんが多数見つかっていることについて心配かどうか」という設問には、保護者の方が医療従事者に比べて、有意に心配に思うようであった（図9）。また、「発見されている甲状腺がんは放射線の影響」と考えるのは、保護者の方が医療従事者に比べて有意に多かった（図10）。年齢別に甲状腺がんの不安をみると、医療従事者、保護者共に60歳代以上では有意に軽減していた（図11）。

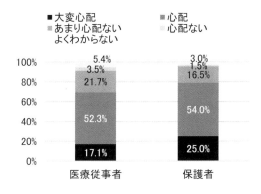

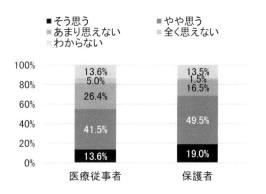

図9　甲状腺がんが多数見つかっていることについて

図10　甲状腺がんが多数見つかっているが、放射線の影響と思うか

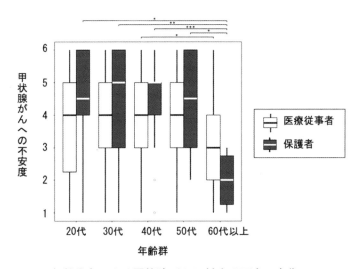

図11　年齢分布による甲状腺がんに対する不安の変化

3. 福島県民健康調査について

　福島県民健康調査についての満足度は、「わからない」と答えるものは医療従事者と保護者でそれぞれ38.8％と35.5％と非常に多く、有意な差がなかった。「わからない」と答えるものを除くと、保護者の方が医療従事者に比べて有意に高かった（図12）。

　福島県民健康調査の今後に期待することとして、甲状腺がん検査は、保護者の方が71.0％と医療従事者の54.3％に比べ有意に高かった。次に一般健康診断、その他のがん検査、住民の被ばく線量調査、地域の空間線量評価に関しても、約3割程度が期待するようであった（図13）。次回、甲状腺検査を子供に受けさせたいとするのは、保護者の約60％は希望し、医療従事者でも約50％希望していた（図14）。甲状腺検査を受けるか受けないかは任意（受ける個人の自発的判断）であることを、医療従事者の82.9％、保護者の73.5が知っており、よく知っているようであった。

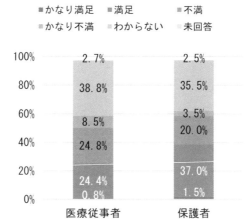

図 12　福島県民健康調査満足度

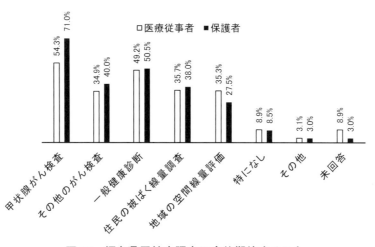

図 13　福島県民健康調査に今後期待すること

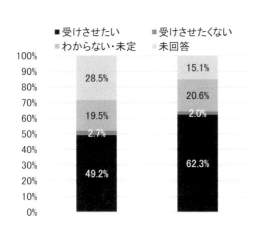

図 14　次回の甲状腺検査の受検について

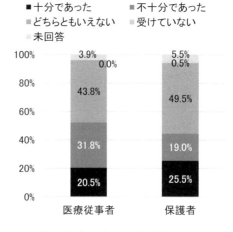

図 15　県民健康調査、甲状腺検査の事前説明について

　超音波による甲状腺検査により潜在がんが多数みつかる可能性があることについて、約76％の医療従事者は知っていたが、保護者は約50％であり、有意に認知度は低かった。

　「県民健康調査及び甲状腺検査の検査を受ける方や保護者への事前説明が十分であったか」という問いでは、医療従事者が不十分であったと答えたのは31.8％であり、保護者の19.0％よりも有意に高かった（図15）。どちらでもないと答えるものは、医療従事者と保護者で、それぞれ43.8％と49.5％で比較的高かった。甲状腺検査については継続を望む意見が医療従事者でも保護者でもそれぞれ64.4％と76.1％で高かった（図16）。

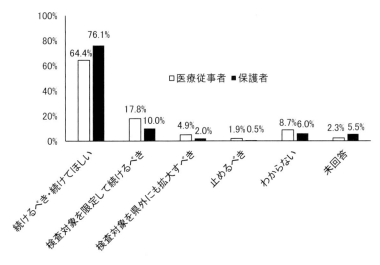

図16　甲状腺検査は今後も続けるべきか

最後に

　福島県小児科医会の有志や福島県立医科大学の先生方は、「放射線と市民の健康講座」を、小中学校や保健福祉センター等で行っている。参加者2人の小さなものから800人を超えるものまである。年間2千人から3千人弱が参加されるようである。著者が作成したスライドも利用され[5]、放射線の基礎から福島第一原発事故の影響、チェルノブイリ原発事故との比較、さらに甲状腺検査について解説されている。2015年から2017年、その講座の前後でのアンケート調査では、放射線に対する不安が35％から38％だったものが、約10％に減少している。自由記載欄のコメントからすると、放射線に対する理解が深まり、不安が軽減しているようである。また、福島県内の教育委員会において、放射線教育指導資料を小・中学生向けに作成している。1977年以降、当時文部省は学習指導要領から放射線教育を削除していたが、2008年から文部科学省は中学校の学習指導要領に放射線教育が含めるようにした[6]。しかし、高等学校以上での放射線教育はまだまだ乏しい状況である。医学部においても放射線に関する基礎的な教育を深め、医学生一人一人から国民への理解への広げることを期待している[7]。

　現状の福島県内での甲状腺がんの多発は、「放射線の影響とは考えにくい」と福島県民

健康調査検討委員会で報告されている。また、第5回放射線と健康についての福島国際専門家会議では、甲状腺異常の増加はスクリーニング効果であると提言されている。一方、今回の調査で、保護者の甲状腺がんに対する不安は非常に強く、甲状腺検査の継続を望む声が高い。保護者に対する放射線の理解を深めるような対策を行い、甲状腺検査のメリット・デメリットをきちんと説明した上で、甲状腺検査を継続していくことが健全な施策であると考えらえる。また、不安解消のためには、今回の甲状腺調査における甲状腺がんの結果について、福島での放射線被ばく量と甲状腺がんの関係を科学的・疫学的に明確にすることも喫緊の課題であると考えられる。

謝辞

　アンケート調査にご協力頂き、また、情報提供をして頂いた福島県小児科医会の皆様に感謝申し上げます。

引用文献

1）岡﨑龍史、大津山彰、阿部利明、久保達彦.福島県内外の一般市民及び医師の福島第一原子力発電所事故後の放射線被曝に対する意識調査.2012, J UOEH, 34: 91-105.

2）Kohzaki MA, Moritake T, Abe T, Kubo T, Okazaki R, Ootsuyama. What have we learned from a questionnaire survey of citizens and doctors both inside and outside Fukushima? -Survey comparison between 2011 and 2013-". 2015, J Radiol.Prot., 35 : N1-N17.

3）首相官邸：原子力災害専門家グループからのコメント.福島県産の食品の安全性について.https://www.kantei.go.jp/saigai/senmonka_g31.html（2019年5月31日時点アクセス可能）

4）岡﨑龍史、太神和廣、横尾誠、香﨑正宙.福島県における原発事故後の放射線影響と福島県民健康調査に対する意識調査.2017, J UOEH, 39: 277-290.

5）岡﨑龍史.一般向け緊急被曝ガイド（放射線学入門）.https://www.uoeh-u.ac.jp/var/rev0/ 0015/9150/118814132055.pdf.（2019年5月31日時点アクセス可能）

6）杉田克生.学校での放射線リスク教育ガイドブック　第二版.千葉大学教育学部養護教諭教育講座, 2019年. 16-17.

7）續輝久、細井義夫、松田尚樹、神田玲子、細谷紀子、宮川清、栗井和夫、近藤隆.医学部における"放射線健康リスク科学"教育の推進の現況と課題.放射線生物研究, 2017. 52: 129-148.

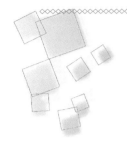

8. 放射線のリスクコミュニケーション

国立環境研究所

青柳みどり

はじめに

　全米科学評議会（NRC,1989）によれば、リスクコミュニケーションとは『個人、機関、集団間での情報や意見のやりとりの相互作用的過程』とされる。最近のリスクコミュニケーションの現状をみると「情報や意見」の「やりとり」の「相互作用的」「過程」のそれぞれに問題を抱えているように見える。つまり、リスクコミュニケーションとは、意思決定の方法ではなく、お互いの情報や意見を相互にやりとりする「過程」（やりとりする状態）であって、意思決定に至らなければならないというわけではない。「知識ある主体」から「知識を与えられるべき（と想定されている）主体」に知識を伝授することを指すのではなく、お互いに持っている情報や意見をお互いに開示し理解していくことを指す。本稿では特にこのリスクコミュニケーションの過程を想定し、実はあまり把握されていない「知識を与えられるべき（と想定されている）主体」が持っている情報や意見に焦点を当てた調査分析を実施することによって、現在の日本における放射線をめぐるリスクコミュニケーションの現状と問題点を指摘することとしたい。

　放射線と甲状腺がんに関しては、その健康影響の発現が比較的長期になるものであること、若い年代のものに影響が出やすいこと、そして必ずしも放射線の影響ではなくとも発現することなどから、医学関係者だけでなく多くの自然科学系の研究者を巻き込んだ議論が展開され、また議論や審議会等での経過報告に関しても多くの関係者の注目をあびることになっている。2011年の震災とほぼ同じ頃に、日本国内においてスマートフォンが普及し、それに伴って各種のソーシャルメディア（フェイスブックやツイッター、ラインなど）が普及し、一般市民だけでなく専門家もまたこれを用いての情報発信を行うようになったこともこの背景にある。しばしばサイエンスコミュニケーションの場で行われるような科学者側と一般市民とのワークショップやサイエンスカフェなどの対面での知識のやりとりを前提としたやり方では上手くいかないことがあるのは、双方ともに対面の場だけではなく、それ以外に情報発信／情報獲得の場・機会を持っており、そのような機会で獲得した知見も用いて個人が自分自身の主観的なリスク評価をおこなっていることによると考えられる。

　ソーシャル・メディアのコミュニケーションにおける効果の検討はまだ始まったばかりであるが、既にいくつか注目すべき議論が出てきており、それらの議論を鑑みると、リスクコミュニケーションのあり方、とくに場の設定に関して根本的に変えていかなければならない可能性を持っているのである。本稿では、従来のリスクコミュニケーションのあり方とともに、ソーシャル・メディアを通じたリスクコミュニケーションのあり方についても検討していきたい。

■ 1. リスクコミュニケーションとは何か

　リスクコミュニケーションは、単なる情報公開ではない。アメリカの全米科学評議会の定義によれば、リスクコミュニケーションとは『個人、機関、集団間での情報や意見のやりとりの相互作用的過程』とされる。ここでいう、情報や意見とは、「リスクの性質についてのメッセージ」や「リスク管理のための法律や制度の整備に対する、関心、意見、および反応」を含む。行政機関などが情報公開をする、記者発表を行うなど、いわゆる情報の開示は、コミュニケーションとしては一方通行であって、不十分である。リスクコミュニケーションとしては、さらに、リスクの性質、法律や制度の整備、そして、情報を知らされた側の「関心や意見、反応」と、それらに対するさらなる対応が必要とされるのである。したがって、リスクコミュニケーションとしては、情報を提供するだけでなく、その情報を受け取った相手の関心や意見に対応する場も必要となり、双方向の仕組みが整うことが要求される。本稿では、以上を基本にリスクコミュニケーションのあり方について、まず吟味したい。

　そもそも、なぜリスクコミュニケーションが重要と言われるようになってきたのか。それは、社会における意思決定のあり方が大きく変わってきたことにある。まず、リスクコミュニケーションの定義についても、情報公開・情報提供から双方向コミュニケーションへと変化してきた。現在でもいまだに情報公開システムの構築をすることでリスクコミュニケーションの研究であるという研究者も多い。多くの場合、既にそのような研究は過去のものであって、現代的な意味でのリスクコミュニケーション研究とはいえないであろう。

　さて、なぜリスクコミュニケーションが重要と言われるようになってきたかであるが、第1に指摘できるのは、「政策決定への住民参加」が基本となる社会へと変化してきたということである。これはリスクの世界だけではなく、政策のほとんどの場でおきていることである。このときに注意すべきなのは「人々には知識がないため、正しいリスク認知ができない。」という態度でのアプローチは、信頼関係が構築できないということである。信頼関係は、リスクコミュニケーションの土台である。これを裏返して言うと、専門家が「社会のありよう」に関心をもって対応する必要があるということでもある。特に、民主的手続きの重要性は増していることについては敏感に対応する必要がある。とはいえ、専門家は、民主的手続きは、専門家から見て最良の選択を選択するとは限らないことにも注意しなければならない。またしばしば誤解されていることであるが、リスクコミュニケーションが成功したといっても、合意に達する必要はないし、斉一的な個人行動に達する必

要もない（NRC、1989）。なぜならば、リスクコミュニケーションの定義にあるように、これはプロセスを重視するものであるためである。合意に達することが必要な場合には、合意形成のための手法を採用すべきである。

　もう一点注意すべきなのは、専門家からみて、「素人は非合理な個人」とみなしがちであるということである。知識のギャップは自明であるとして、リスクコミュニケーションの場合には常に現場の判断が伴う。現場を知らない専門家の判断が常に正しいとは言い切れないのはしばしばあることである。専門家と「素人」の葛藤には専門家側の持っている特徴も大きく関連している。第1にあげられるのは、「専門家自身のバイアス」である。専門家には専門家の陥りやすい問題があり、それは、a）ヒューマンエラーや組織上のエラーを見落としやすいこと、b）数字に頼りすぎること、c）専門家にもバイアスがある（表現について出身学問領域の習慣を反映することなど）こと（を自身が認知していないこと）、d）どのような情報を与えるかという情報選択に専門家の出身（どの学問領域の研究者であるか）が影響を及ぼしていること（を自身が認知していないこと）などでる。さらに、専門家が素人に対して持つ「ステレオタイプ」がこのバイアスを強化する。たとえば、「一般の人々はゼロリスクを求めている」のではないか？「素人は感情的に反応する」のではないか？（素人は合理的ではない、と考えることと共通する項目である）などの認識である。さらにコミュニケーションとして致命的な点は、3）受け手（素人）の関心に配慮していないことである。具体的には、専門家は、リスク情報を伝達する際に、被害の大きさと確率のみを重視し、一般の人々が何に関心があるのかについて理解していないし、受け手が簡単な情報だけを求めているのではないことにも配慮していない。むしろ、「素人にもわかりやすく」というかけ声のもとに、情報をどうやって簡単化することに「配慮」することさえある。専門家は、自身が以上のような自分自身のバイアスに留意してリスクコミュニケーションに臨むのがよいかもしれない。

　リスクコミュニケーションにおいて、もう一つ触れておかなければならない点は、信頼についてである。基本的に、リスク情報に関しては「送り手」ないしは、情報そのものについて信頼できることが重要である。情報の受け手がその情報をどれだけ信頼して受けるかは、情報源に対する信頼と密接に関連しているためである。つまり、「リスクの受容は、その量的評価よりも、人々がリスク管理（をしている組織）にどの程度信頼を持てるかに依存している」ということである。また、コミュニケーションへの信頼（trust）とは、「メッセージが真実で信頼できる（reliable）ものであり、かつ、メッセージの送り手が正確で客観的、完全な情報を伝えることによって有能さ（competence）と正直さ（honesty）とを示している、という一般的期待。」とされる。以上をまとめて言い換えると、誰が送り手なのか、によって同じメッセージであっても受け手の受け取り方は異なってくるということになる。そしてコミュニケーションが信頼を失うとは、送り手が不正確なメッセージを送っていると受け手が感じていることであり、送り手はそのようなメッセージを送ることによって一般的な期待（送り手が有能さ、正直さという評価を得られていない）を裏切ると言うことにもなる。

　また、「信頼は作られにくく、容易に崩壊する」ことにも留意すべきである。信頼の崩

壊にはいくつかのパタンがある。たとえば、ネガティブな出来事は気がつきやすく、目につきやすいし、ポジティブな出来事よりもネガティブな出来事のほうが強い影響力を持ち、悪いニュースの情報源は良いニュースの情報源より信頼されるという心理的傾向があり、さらに、不信（distrust）はいったん形成されると、強化され、永続する。

　信頼の喪失とは、別の観点であるが、専門家間の議論というものも、リスクコミュニケーションに影響することがある。それはマスメディアの役割である。メディアは多くの人に情報を伝えることが可能になるが、そのメディア報道において、「論争」があるように報道されること（専門家の間で議論があるようにフレームされて報道される）こと自体が、「一般の人々にとっては危険に見える」ことがあるということである。専門家の中では見解が一致していることであっても、たとえば少数の異論を「両論併記」することで、専門家の見解は一致していないかのように聴衆がうけとるということである。皮肉な見方をすれば、どんな科学技術であっても、「論争」の形をとることが、その技術の反対者にとっては有利であると言うこともいえる。

　一般的に、リスクコミュニケーションは集団を対象に行われることが多い。受け手として個人を想定した場合とは異なる集団としての心理を想定すべき場合も多い。その1つがチャンバー理論とも言われるものである。サンステーン（1999）が指摘したものである。集団心理として、しばしばある種の極端な意見がその特定の集団の意見として表明されることが起きるという指摘である（それをPolarizationと彼は表現している）。彼の指摘は、世界にインターネット上のソーシャルネットワークが普及する以前のものであるが、彼は既にインターネット上のコミュニケーションが陥るべき問題として指摘している。とくに、ある社会集団の中で多くのメンバーはとくに強い意見を持っていないある事柄に対して一部のメンバーが強い意見を持っている場合、その強い意見が集団としての意見として表明される傾向にあるということである。最近のインターネット上のSNS（例えばツイッターなど）における言論ネットワークの分析や、そのモデル化に関する研究成果が多く出始めたが、その結果の多くはサンステーンの指摘した内容を支持する結果となっている。さらに、ネガティブな意見表明ほど増幅しやすく、また極端化した意見に関して、同調する集団が形成される傾向にある。言い換えると、意見の同じものがSNS上で結びつきやすく、意見の異なるもの同士は異なった集団に分かれていくことになり、1つの集団内で見ると、ある特定の意見が増幅していく（チャンバー効果）というということが多く報告されているのである（Garimella, et al 2018など）。

　東日本大震災とその後の放射線リスクにかかるリスクコミュニケーションについては、前のICRPの副委員長であるジャック・ロシャール氏がいくつか問題点を指摘している。ロシャール氏から頂いたスライド（2013年東京での会合に招待された際につかったもの）から要点を抜き出すと以下のようになる。A）かつてない出来事に直面して、身近に放射能があるということで被災した人々には多くの不安で何もわからない状態になる。その状況は簡単に言葉で言い表せるものではない。その一方で、権威ある人たちや専門家は、一般市民からみてまるでわからない言葉を使う。リスクに関する情報に絞って、その言葉で人々を安心させようとする。B）しかし、リスクに絞った情報はかえって人々をさらに困

惑させてしまう。C）実際のところ、人々が知りたいのは、自分たちの生活する周囲の環境が問題あるのか、もし問題があるのならどうすればよいのか、である。そして、もし何かできることがあるのなら、それに対応する準備はできている。

C）の点は重要であり、人々は自分たちの状況を改善する準備はできているのに、専門家はリスクに絞って専門用語を使って説明しようとすることで、無用に人々を混乱に陥れてしまうということが起きていると言うことを指摘している。リスクコミュニケーションによって、人々を不安に陥れていることになる。

2. フォーカスグループインタビュー

本稿では放射能に関するリスクコミュニケーションについて、我々がこれまでに実施した調査結果から考察する。この調査は定性調査に分類されるフォーカス・グループ・インタビューを用いて 2012 年～ 2013 年にかけて実施したものである（図 1）。

- 第1回2012年10月　4グループ
  - 20～59 歳男女
  - 都内および千葉県（柏市・松戸市）在住者
  - 紙による情報のみ
  - 放射能に関するイメージを持参してもらう.
- 第2回2013年2月　1グループ
  - 30～45歳の男女
  - 都内および千葉県（柏市・松戸市）在住者
  - 紙による情報とDVDによる映像情報
  - 放射能に関するイメージを持参してもらう.
- 第3回2013年3月1グループ
  - 30～45歳男女，都内在住者
  - 紙による情報とDVDによる映像情報
  - 放射能に関するイメージ（写真，絵）を持参してもらう.
- 第4回2013年7月　4グループ
  - 30～45 歳男女，都内および千葉県（柏市・松戸市）在住者＋震災時東北在住者（現在は都内在住）
  - 紙による情報とDVDによる映像情報
  - 放射能に関するイメージ（写真，絵）を持参してもらう.

図1　フォーカスグループインタビューの実施（2012-2013）

結果を要約すると以下の通りである。1）フォーカス・グループ・インタビューの結果、①豊富な知識を獲得しても「不安」を拭えず、さらに豊富な知識の獲得を継続する「情報探求者」（頭でわかっても心は納得できない）、②恐怖で情報獲得行為自体を拒否する「情報拒否者」、③情報未接触者（情報をえられた、納得）の3類型存在することがわかった。また、原発に関してはリスクだけでは評価できず便益もあるので比較しないと決められないという態度が優勢であった。以上から「正しい知識の教授」のみを手段とするリスクコミュニケーションでは、本来の目的を達成できないことが想定された。以下、詳細に述べる。

1）フォーカス・グループ・インタビュー

フォーカスグループインタビューとは、専門のファシリテーターを置き、6～7名の調査参加者を対象にある特定のテーマで、グループディスカッションをすることで、そのテー

マに関する人々の考えや意見を把握・検討するための質的な調査手法の一つである。本稿で取り上げるのは、2012年から2013年の間に筆者らが中心となって実施した調査の結果である。このフォーカスグループインタビューの特徴は2つあり、ひとつは紙（テキストと図表）による情報提供とDVD（数分の映像）情報を提供してこれらの情報による態度変化をみたこと、もう一つは、放射線に関するイメージ（図、写真等）の持参を依頼し、調査前に調査参加者が持っていた放射線のイメージを把握したことである。

　紙で情報提供した内容は図2に示したとおりである。これらの4枚の情報をそれぞれ調査参加者に説明時に一枚ずつ配付し、ファシリテーターが書いてある文章を逐次読み上げた。映像があるときには、これに続いて映像をみせた。映像は、図2の資料4にある除染・がれき処理に関する環境省作成のもので環境省サイトからダウンロードしたものである。

　また、調査対象者に持参依頼したイメージは、映像のものは事前にファシリテータが収集し、全員に見えるように壁に張り出し、図2の情報を見せるよりも前の段階で、それぞれ持参したイメージ図を口頭で説明してもらった。それにより、一般市民の放射線イメージを把握し、図2の情報提供によって、どのように態度変化が起きるかをみた。

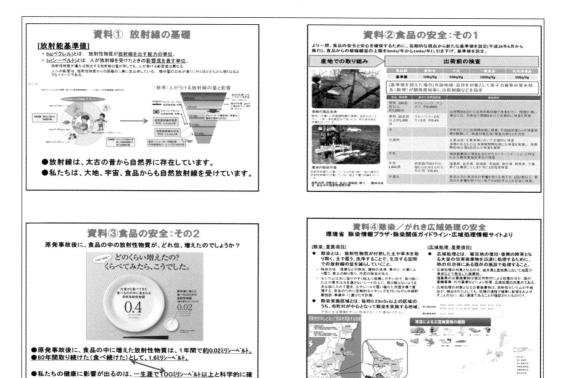

図2　提示した情報

2）フォーカスグループインタビューの結果

　図3は、フォーカスグループインタビューの結果をマッピングしたものである。このマッピングは、調査参加者全体について、知識レベルと放射線に関する自分（調査対象者）との（心理的近さ）を軸に、さらに、斜めに態度変化の有無（有りが線の下方）を配置したものである。

　調査対象者を俯瞰すると、全体として図に示すように6つのグループにわけられた。第1は、東北グループで（グループA）、大震災発生時に被災地に居住していた参加者である（現在はいずれも東京および周辺地域に居住している）。関心度、知識ともに他の調査参加者よりは高い結果を示した。第2のグループは、ホットスポット（千葉県西部地域）居住者である（グループB）。非常に放射線に関する関心は高いが、本調査で提示した紙での情報、映像での情報に対して、態度変化（被災地産の農産物購買に対してポジティブな態度を示すようになった）をみせた。つまり、ホットスポットに居住しながら適切な情報を得られていなかったことがわかる結果となった。提示資料に共感し、全体に大きな態度変化を示した。

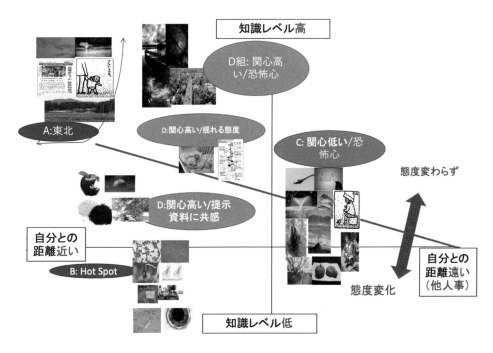

図3　情報提供と調査対象者態度変化マップ

　次に特徴的なグループは、図の右側に位置する関心の低い（恐怖心）グループである（グループC）。このグループは、正確に表現すると関心が低いと言うよりも、恐怖心のためにあまり考えたくないという感情が先に立つため、放射線に関する議論への参加を拒否する傾向にあり、それが表面上は無関心に見えたという事情であった。普段の生活でも、放射線に関する話題は新聞でもテレビでも避けており、情報を遮断することで自らの不安を

できるだけ小さくすませるようにしているということであった。情報提供により態度変化した者、最後まで情報接触を拒否した者の両方が存在した。

　上記の3グループの中間に位置するのがグループDである。放射線に関して心理的距離は、上記の3グループの中間に位置するが、既得の知識の度合いによって3つに分けられる。その中で、最も放射線に関して関心が高いグループは、我々が提示した情報に高い共感を示し、態度を変化させた。このグループは既得の知識が、このグループDの中で最も低く、知識が乏しいために被災地農産物購買に抵抗を示していたのだが、知識獲得によってその抵抗を弱める結果になったといえる。もう一つのグループは、関心が高いが、態度が定まらない（ゆれる）グループで、知識既得知識は中間程度で、既にある程度知識を持っている。そのために、情報提供をしても、提供内容と既得知識との離齬があったり、整合性が取れないなど軋轢が生じ、かえって態度が定まらないことになったと考えられる。最後に関心が高いだけではなく既得知識も高いグループがある。このグループは普段接する情報源も多く、かなりの情報をもっている。しかしながら、既得知識の獲得にあたって、情報源を精査することができないことがあり、様々な情報の中で何を信じたら良いのかわからない、といった状況に陥っているグループである。このグループは、放射線について大きな不安を抱えており、不安ゆえに多くの情報を集めるのだが、その情報を咀嚼できないために恐怖心を消し去ることができない、という状況にあった。我々の提供した情報についても、既に接してきた様々な情報の一つに追加されたのみで、精査できないことに変わりはない、という様子が見て取れた。「頭では理解しても、心は別」という発現もあり、情報提供では不安は解消できず、態度変化も起こせない様子がうかがえた。

3）フォーカスグループインタビューの結果のまとめ

　以上から、リスクコミュニケーションを想定した関東近辺在住者に対するフォーカスグループインタビューの結果をまとめると以下の論点が浮かび上がる。

（1）放射線に関する恐怖はリスクコミュニケーションにあたっては慎重に考える必要がある。コミュニケーションをとるべき相手に到達できない可能性があるためである（今回のグループC）。放射線に対する恐怖からコミュニケーションから逃避するグループが存在することを理解しなければならない。

（2）一方で、恐怖を打ち消したいがために非常に多くの情報を収集している人たちも存在する（グループDの知識レベル高グループ）。このようなグループには、一般的な知識を提供しても意味がないことがわかったといえる。不安感を消し去るようなプログラムが必要となろう。

（3）被災地居住経験者やホットスポット居住者は、他のグループよりも放射線に関して身近に感じていた。被災地居住経験者は十分な既得情報があったが、ホットスポット居住者は既得情報が少なく、我々の情報提供で態度変化を起こす結果となった。逆に考えると、被災地居住経験者には、情報提供ルートが存在するのに対し、ホットスポット居住者にはホットスポットであるにもかかわらず、十分な情報獲得ルートが存在していなかったのではないかと考えられる。

▌まとめ

　本稿においては、筆者らが実施したフォーカスグループインタビューを中心に、リスクコミュニケーションのあり方について論じた。放射線のリスクコミュニケーションにあたっては、放射線に対する恐怖心が大きく関与し、既得知識レベルによって対応に大きな差があり、既得知識レベルが高いからといって、放射線に関する恐怖がないとはいいきれず、恐怖心を抑えるために多くの情報を収集しているグループも存在した。つまり、情報がないから放射線に恐怖を感じる、もしくは情報を与えれば恐怖をなくし様々な対策に対して前向きに対応するようなるということはなく、そのような思い込みはむしろリスクコミュニケーションの本来の意味からみては逆効果であると言えよう。

　また、放射線に対して恐怖心を持っているがゆえに、情報を遮断しているグループもある。このようなグループは、そもそもリスクコミュニケーションから逃避する傾向にあるので、コミュニケーションしようと思う側からのアプローチ自体が難しいことになる。アプローチの方法に工夫が必要となろう。また、ホットスポット居住者に対しての問題点も見いだされた。局地的に放射線量の高い地域であり、集中的に除染がされていた地域であったにもかかわらず、住民の既得知識は高くなく、適切なリスクコミュニケーションが成されていなかった可能性がある。

　リスクコミュニケーションについて、情報提供の方法だけではなく、適切な対応地域の選定（ホットスポット地域などへの配慮）、適切なアプローチ（情報拒否者へのアプローチ）、対象者の既得情報レベルに応じた情報提供（高既得者への適切な情報提示）などが必要であろう。

▌参考文献

1）National Research Council. 1996. *Understanding Risk: Informing Decisions in a Democratic Society*. Washington, DC: The National Academies Press. https://doi.org/10.17226/5138.

2）吉川肇子著「リスクコミュニケーション：相互理解とよりよい意志決定を目指して」福村出版、1999

3）Cass R. Sunstein, The Law of Group Polarization (John M. Olin Program in L. & Econ. Working Paper No. 91, 1999).

4）Kiran Garimella, Gianmarco De Francisci Morales, Aristides Gionis, and Michael Mathioudakis. 2018. Political Discourse on Social Media: Echo Chambers,Gatekeepers, and the Price of Bipartisanship. In WWW 2018: The 2018 WebConference, April 23–27, 2018, Lyon, France. ACM, New York, NY, USA,10 pages. https://doi.org/10.1145/3178876.3186139

9．甲状腺検査における科学的エビデンスの限界
　－反省という戦略－

東京慈恵会医科大学　臨床検査医学講座

越智小枝

　福島県では現場スタッフと住民の多大な尽力により、世界に類を見ない規模の甲状腺検査が続けられてきた。しかしこれだけ良質のエビデンスが蓄積した今もなお、結果の解釈や診断・診療の在り方につき激しい意見の対立が存在し、現地の方々を疲弊させる結果となっている。

　甲状腺検査によって築かれた科学的エビデンスは、住民の不安を低減するという本来の目的を達成できたのか。震災から8年以上が過ぎた今、多くの方々の中にくすぶっているそんな「もやもや感」を改めて見据え、過去を反省する時期にきている、と感じる。

　このような発言は、現場で長年尽力されてきた方には不快に聞こえるかもしれない。「当時の状況ではそれ以上のことはできなかったのに、なぜ反省しなければいけないのだ」と、これまでの自分たちの努力に水を差された気分になる方もいるだろう。

　しかし、過去において最善の行為が未来においても最善とは限らない。むしろ福島があったからこそ、未来の科学とコミュニケーションはその経験と反省をもとに変わらなければならないだろう。そのために今、改めて前向きな反省を行うことは、福島だけでなく、未来の日本の科学全体にとって重要だと考える。

　本稿は、科学的エビデンスにおいて科学者の認識が時に社会の認識と乖離する理由につき、主に科学者側に存在する問題点を考察する。あくまで私見であるので、お気を悪くされずご一読いただければ幸いである。

1. 住民に委ねられる「伝わらない理由」

　「なぜ正しいことを言っているのに信じてもらえないのだろう」
　「なぜこれだけかみ砕いて話しているのに伝わらないのだろう」
　甲状腺検査とその説明に関わったことのある方であれば、一度は覚えた疑問ではないだろうか。この疑問に対してよく聞かれる考察と対策は、主に以下の4点となるだろう。
[1] 専門用語が多すぎて住民が理解できない
　　がんや放射性物質などの用語は一般の住民にはなじみの薄い言葉であるから、通じにくい。住民が理解しやすいように、イラストや平易な用語、たとえ話などを用いてわ

かりやすい説明をくりかえし行う必要がある。

[2] 住民の科学リテラシー（読解力）が足りない

　　住民の中には科学的な論理にも馴染みがない方も多く、そういう方は感覚的に物事を判断する。そのため、まず住民の科学リテラシーを上げる必要があり、たとえばがんのリスクを比べる、などの教育によって正しいリスク感覚を得ていただく必要がある。

[3] 心理的に受け入れられない

　　情報を受け取る住民は被災者であり、大きな不安や不満などのストレスを抱えている。まずはこのストレスを軽減して情報を受け入れる余裕を作ってあげなければならない。そのためには情報を押し付けるのではなく、傾聴・寄り添いの心が必要である。

[4] 思想的に受け入れない人がいる

　　一部の感情的な反論をされる人の中には、イデオロギー論者も多く存在する。これらの人々は科学的な正しさなど求めておらず、どんな論拠を挙げても反対をするのだから、このような人々については説得や説明はあきらめるしかない。

　これらの解釈は少なからず的を射ており、実際に丁寧な説明や傾聴などの現場の方々の努力が大きな成果をおさめてきたことは論を待たない。しかし、注意すべき点は、これらの対策が全て、

「伝わらない原因は、情報を受け取る住民側にある」

という前提で進められていることだ。[1] は一見情報提供側の問題点のように見えるが、これもまた、「専門用語を住民が理解できない」という前提に立っているという点で、住民に原因を帰していると言えよう。科学者は、何か疑問が生じた時にはまず対象物を入念に観察するのが常である。そう考えれば上記の考察も、科学者が住民に寄り添い、その理解に努めた結果生まれたものだと言える。

　しかし、コミュニケーションにおける双方向性という性質を考えれば、科学者と住民のコミュニケーションにおいて生じた問題については、科学者側にも何らかの本質的問題があるはずである。しかし、もう片方の視点からの考察、すなわち住民の目に映る科学者たちの姿についての考察は、あまりなされていないように思う。

▍2. 中立という偏見

　対象物を客観視することには長けている科学者は、一方で、対象物の主観にさらされる自身の姿を客観視することは不得手である。むしろ中立性に拘って「自分」を消そうとした結果、却って自己の客体化ができなくなっている場面もしばしば見られる。

　たとえば、私が相馬市で暮らしている時、外から訪れた方からよく聞いた言葉に

「私たちはフラットな立場で来ました」

「主観を交えず、皆様のご意見を伺うつもりで来ました」

というものがある。公平・公正であろうというその心は疑いようがないものの、ではそう言われれば住民は本当にその人を「フラット」で「無心」な人として扱えるのだろうか、というのが当時の私の疑問であった。彼らの背負う「研究機関」や「大学」というという

看板は消しようがないし、見ないふりをすることも難しい。また、たとえ組織の看板を背負っていなくとも、後述するように、科学者には独特の思考パターンがある。そういう方々がいくら「フラット」で「主観を交えない」対話を提案しても、住民はそれに応えかねたのではないだろうか。

　そもそも科学者はなぜ自分が「中立な立場」である、あらねばならぬ、と考えがちなのか。おそらくそこには、

　「科学とは客観的真実であるのだから、誰の目から見ても偏りはない筈だ」

　「だからその科学に従事している自分もまた真に客観的・中立的立場を取れるに違いない（取らなくてはならない）」

という、ある種の思い込みがあるのではないか、と私は考えている。

　しかし、科学とはことなり、社会的に中立か否か、という問題は、自分以外の他者に判断を委ねるものである。どんなに本人が主張しようと、大勢の目に偏って見えればその人は中立とは言えないからだ。その中立を自己規定して訪れる科学者は、「主観を交えず」と言いつつ、住民の主観を無視する自己本位な集団にも見えたのではないだろうか。

　　「理解可能性を求めるということは、純粋無垢の白紙の状態から突如として理解が始まるということではない。誰もがその人の見方で自然や社会を見、その人の仕方で理解しているのである。…誤解なしでイデオロギーなしで理解に達することもないし、真の最終的な理解というものがあるのかどうかも分からない…その側面を軽視し、科学を『外からの確認』だけで規制するから、科学主義は科学の没価値性・中立性に固執し、科学とモラルを無限に遠く引き離すのである。」（藤田晋吾「なぜ科学批判なのか」）

　30年以上前に書かれたこの本の一節は、そのまま現代の科学者の姿にも当てはまるだろう。日常を生きる人々の個性は、理想や目的、モラルという偏りによって形作られている。その中で頑なに自分の定める「中立性」に固執することもまた、偏りの１つに過ぎない。それどころか、科学的証明が厳密な条件を必要とすることを考えれば、科学における常識は社会における常識よりも狭量で偏っているとさえ言えるだろう。自らこそが中立で客観的だ、という誤った認識により、科学が規定する「合理性」以外の論理に対し狭量になること。私は、それこそが科学と社会との乖離を生む一番の原因ではないかと考えている。

　下記に、そう考えるきっかけとなった福島での体験につき、幾つかの例を挙げてみる。

3. 科学的真実と社会的事実

　「実際に○○さんのお子さんはがんだった。お隣の□□さんもこの間がんになった。なぜ目の前で起きていることよりも論文を信じるのですか」

　住民説明会で、福島の現在の線量と健康影響についての説明を行った際、しばしば聞か

れた質問だ。もちろん、○○さんや□□さんのがんについて、放射線との因果関係は示されていない。　科学の目から見ればこの質問は

「論理的でない」

「統計が分かっていない」

「因果関係分かっていない」

といえるだろう。では、この質問者は「間違って」いるのだろうか。その答えは、科学の世界と人の暮らす社会で大きく異なってくる。

　科学において物事が正確である、とする条件には

[1] 数値が正しいこと

[2] 統計学的に有意であること

[3] 論理的整合性があること

[4] 疫学的因果関係があること

などが挙げられる。しかし、生活者から見れば、このような「正しい」データは、多少の参考にはなるものの、血の通わない数値の羅列にしか見えないかもしれない。なぜなら生活するために重要な情報は「目に見える事実」だからである。つまり、科学においてエビデンスレベルが低いと言われる、

　　・歴然とある現象や体験

　　・ニュースで報道される事実（科学でいう所の外れ値）

　　・同時に起きたこと（疫学的でいうところの因果関係の薄い事象）

は目に見える紛れもない事実であるために、数値よりも重視され得るのである。逆に事実を重んじる人々の目に、科学者は、目の前のがん患者を診ることもなく、論理、統計、確率といった曖昧なものを偏重する怪しい集団に映るかもしれない。

　科学の世界における当たり前は、必ずしも社会常識ではない。その点を私たちはしばしば見落としがちではないだろうか。

4. 因果と理由づけ

　たとえば福島において顕著であったのが、因果関係に対する認識だ。

　科学の世界では、疫学的因果関係とは、2つの事象の関係がある厳密な条件を満たすときにのみ認められる。一方で、2つの事象の間に因果関係が証明できなかった場合には、その事象は「偶発的に」起きた、と解釈されことが多いだろう。

　一方、暮らしの中では、同時に起こる2つの事象についての因果の理由付けは、多くの場合証明を必要としない。たとえば事故を起こした原発の周りで木が枯れれば、塩害よりも放射能のせい、と考えがちになる。それだけでなく、ある大きな事件が起きた時に、そこには「因果」があるに違いない、と考える傾向もあるだろう。つまり科学でいう「偶発的」という考え方が比較的少ないのではないだろうか。元々仏教における因果とは、現世の事象は前世の在り方に起因する、という考え方だ。そういう意味では社会における因果の方が、科学におけるそれよりも、従来の因果の考え方に近いと言えるだろう。

「先生が説明されたスクリーニング効果については理解できました。でも、放射能のせいでないのであれば、なぜ100人もの子どもががんになったのですか」

　ある説明会で参加者の一人にそう質問をされた時、私はしばらく質問の意味自体が理解できなかった。これまで時間をかけて「100人のがんがスクリーニング効果でも説明できる」という話をしていたのに、それを理解できたと言いながら、なぜその繰り返しにすぎないことを聞くのだろう、と思ったからだ。しかし、その方にとって、

「スクリーニング効果で説明し得る」

という数字遊びと、

「子どもががんと診断された」

という社会的事実は決して同じ土俵に立つことのない問題であったに違いない。また、スクリーニング効果の説明が

「なぜ何も悪いことをしていない子どもが突然がんにならなければならないのだ」

という問いに答えていない、ということも、納得のいかない原因だっただろう。

「がんは理由も分からず罹ることもあります」

「本来見つからなかったがんの可能性もあります」

もちろんそう答えるのが、科学者としてまっとうな回答だろう。しかし、子どもががんと診断された、という理不尽に対し

「放射能のせいでがんになったのです」

という説明の方が、因果論的に納得のいくものである、ということもまた自明である。そう考えれば、複雑な背景から生じたこの問いを「科学リテラシーの欠如」と一蹴することはできないと思う。

「100人もの子どもががんと診断された」

という現実を理解するために、誰もが「コントロール群との比較」を必要とする訳ではない。証明よりも理由を求める方々にお会いして私が学んだのは、そういう「社会常識」であった。

5. 確率と事実

　未来の曖昧性についての認識も、科学と社会では異なっている。

　科学はしばしば数理モデルを用いた未来予測をする。福島原発事故の放射線によって甲状腺がんが増える可能性、低線量被ばくの長期的影響、今後の原発事故の確率など、福島県内でも様々な科学的検証が行われ、信頼度の高い予測モデルが作られてきた。しかし、当たり前のことであるが、どれほど詳細なデータに基づいていても、これらの数値はあくまで論理と確率の範疇を超えない。なぜなら「99.99％起こり得る未来」と「今ある現実」との格差は単なる0.01％ではなく、そこには「現在」と「未来」という、超えることのできない時の壁が存在するからである。

　その不透明性故に、社会においては、ポジティブな未来予測とネガティブな未来予測は同じ数値であっても等価ではない。なぜならネガティブな予測を大きめに判断する慎重派

の方々が多くいるからだ。

「なぜ確率の話をしているのに手におえているようなふりをするのだ」

確率・統計の話をした時に、住民の方からそんな声を聞いた。天気予報の精度がどれだけ高くなっても、それが外れ得ることを私たちは知っている。だからこそ、たとえ予報が快晴であっても暗雲立ち込める空を見て傘を持って出る人がいるのである。たとえ合格率Ａ判定の大学受験であっても合格発表を見るまで本当に安心する人はいないだろう。そんな些細な体験を踏まえても、生活がかかっている状況で確率を全面的に信頼することは難しい。

そして、その事実を冷静に認識しているからこそ、甲状腺がんは増えているとして対処すべき、と考える人もある。

「放射線によって発がん頻度が増える可能性が低い、というのは分かる。しかし、どんなにその確率が低かったとしても、リスク対応としてはがんが増えているとして対処するのが正しいのではないのですか」

以前ある医師から受けた質問だ。たしかに放射線防護においては、科学的に証明されているよりも大きな安全域をとる、というのが基本だ。その考えに基づけば、将来もがんが増えない、と100％断言できない以上、がんは増えると仮定して対応を進めるべき、という意見は、理にかなっているように見える。もちろんそのような対策によって引き起こされる不安や社会影響、コストを考慮すれば、それは現実的ではないのかもしれない。しかし、その議論自体が殆ど俎上に上らない時点で、科学者は偏っていると思われても致し方ないのではないだろうか。

以上に挙げた例を見るだけでも、科学的エビデンスに対する反論が全て知識や論理の欠如から生じているわけではない、ということが分かるだろう。むしろ、科学が規定するところの事実、社会の中の事実の一部に過ぎず、住民が科学を学ぶ以上に科学者こそが社会を学び、視野を広げるべきなのかもしれない。（図）

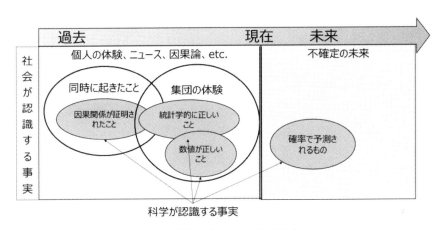

図　科学的事実と社会的事実

6. 認知バイアスと偏見

そのような現状にもかかわらず、科学者の間には、住民は自分たちよりも感情的で偏った判断を下す、という認識が根強い。つまり

「放射線を怖がる住民は、直感や感情を重視してバイアスが大きい判断を下している」
というものだ。たしかに放射能に対する恐怖がリスク認知バイアスにより増長されている、という側面は少なからず存在する。だから放射能の知識や論理的な思考の仕方を提供し、不安を軽減させる活動については、もちろん重要であろう。問題は、しばしばそれを語る科学者の中に

「自分たちは科学に携わり、論理的思考に慣れているからこのようなバイアスは持っていない（少ない）」
という無意識の思い込みが見られることだ。

少し考えれば、この思い込みには何ら「科学的根拠」がないことが分かるだろう。実際にある米国の調査では、科学的知識が豊富になればなるほど人の考え方は政党や信仰心の影響を受け、より偏っていく、という傾向が示されている（三井誠「ルポ　人は科学が苦手 - アメリカ「科学不信」の現場から -」）。

私自身の経験になるが、以前リスクコミュニケーションについてのエッセイを書いた際、このような文言を挿入したことがある。

「国民の間には『政府は何か隠しているに違いない』という根強い不信感があります。」
この文章の断定口調から推察するに、当時私の頭にはそれ以外の選択肢が浮かんでいなかったと思われる。しかし、初稿提出後、この文章に対し科学者でもある編集者から以下のようなコメントが返されてきた。

「これは本当のことでしょうか。私の周りでこのような人は見たことがありません」。

おそらくどちらの意見も、端から見れば正しくもないし、間違ってもいない。間違っているとすれば、両者ともに自分の意見を断定的に語っている点だろう。些細なやり取りではあるが、これは科学者もまた、偏見に囚われて生きている、ということを端的に示している。

このやり取りにおいて、私がショックを受けたことが2つある。1つは、自分の中の無意識にあった偏見を指摘されたこと。そして、もう1つは、このコメントを読んだ瞬間に自分の中に一瞬生じた、いわれもない反発心である。その時の感情を自分なりに分析すると、およそ以下のように集約されるのではないか、と思われる。

①　「ここで黙れば、相手は自分が正しい（勝った）と思い、自分は馬鹿にされてしまうのではないか」
②　「自分には実際にこういう『根拠』があるのだから、正しいのは自分の方だ」
③　「政府に対する住民の不信を無視するのは、人として間違っている（自分こそが正義）」

いずれも小さなプライドを保とうとする下らない感情である。しかし、このような狭量は、恐らく私以外の科学者にも、多少なりとも見られるのではないだろうか。他の場所で

時折見られる意見の食い違いを見ても、あながち間違った推測ではないと思われる。

7. 科学的エビデンスという「道具」

上記のような個人レベルの争いでは済まないのが、福島で今も続く下記の議論である。

「今福島で見つかっている甲状腺がんはスクリーニング効果なのか」

「人々が受けた低線量被ばくは、住民に健康影響を及ぼさないのか」

「全例調査を行っていない福島産の食べ物は安全なのか」

一見すると、科学的エビデンスさえ確立すれば容易に決着がつくのではないか、と思えてしまう。私自身、これらの議論は早々に決着がつくだろう、と楽観的に考えていた。しかし、甲状腺検査を始め様々なエビデンスが蓄積した後もなお、これらの論争には決着がついていないのが現実だ。では、なぜこれほどシンプルな命題についての議論が泥沼化するのか。

あくまで私見ではあるが、その理由は、議論をする人々が、これらの命題を、頭の中で以下のように読み直しているからではないだろうか。

「今福島で見つかっている甲状腺がんは『全て』スクリーニング効果なのか」

「人々が受けた低線量被ばくは、住民に『全く』健康影響を及ぼさないのか」

「全例調査を行っていない福島産の食べ物は『全品』安全なのか」

逆の立場であれば、

「今福島で見つかっている甲状腺がんがスクリーニング効果ではない『確たる証拠はあるのか』」

「人々が受けた低線量被ばくが住民に健康影響を及ぼした『確たる証拠はあるのか』」

「全例調査を行っていない福島産の食べ物が安全でない『確たる証拠はあるのか』」。

上記のように読み替えた議論が目指す先は、調和や合意ではなく、0か100かの「結論」、すなわち、どちらかがもう一方を論破するという決着である。しかし、言うまでもなく、確率や統計学的有意差の上で議論を進める限り、片方がもう一方を完全に論破することは事実上不可能だ。福島で見られる論争は、エビデンスという武器を用いて相手の殲滅のみを目的とする人々により、膠着状態に陥っているのではないだろうか。

科学がどんなに客観的な真実を追求するものあっても、それはあくまで科学者自身の意見や目的を補強するための道具でしかない。当たり前すぎることではあるが、用いる人に偏りがあれば、良質の科学的エビデンスが必ずしも正しい方向へ人を導くとも限らないのである。

実際に、これらの論争では両者が異なる「科学的エビデンス」を次々に挙げて論争を繰り返している。科学的論証が引き起こすこの不調和が、住民に科学不信を与えている、という側面を、私たち科学に携わる人間はもっと自覚すべきなのかもしれない。

8. 証明の暴力性

　最後に、たとえ論争がなくとも、科学が自らの正当性を主張すること自体が時に人を傷つけ得る、という点もまた喚起しておきたい。たとえば

　「福島第一原発事故で放出された放射能は人体に影響を及ぼさないだろう」

　と科学者が言うことは、どのような社会的インパクトを与えるのか。多くの方は、風評払拭の一助としてこの報告を歓迎するかもしれない。しかし、一部には、この報告によって福島第一原発事故の後に経験した恐怖やストレス体験までも否定されている、と感じる人もあるだろう。その非難は科学を説明するものではなく、その社会に暮らす人たちへ向けられる。

　「俺たちの賠償金を奪う気か」

　「被災者は被災者らしくしていろ」

　放射線量は十分低い、という講演会をする度に、講演者ではなく地元の開催者がそのようなバッシングを受けてきた、という事実は、まだ私たちの記憶に新しいだろう。

　甲状腺がんについても同様に配慮が必要だ。特に、福島で発見された甲状腺がんにつき、「放射線が原因か否か」に議論が集中しすぎるあまり、実際にがんと診断された子どもとその家族がないがしろにされてはいないだろうか。

　「原発事故による放射能でがんになる可能性は低いです」

と告げることは、将来のがんを心配する多くの方に安心を与えるだろう。しかし、既にがんと診断された方に対し

　「あなたのがんが原発事故のせいである可能性は低いです」

と告げることは、彼らに対するサポートを減らす結果にもなりかねない。

　もちろん科学的エビデンスは同情のために歪められるべきではない。科学的な証明はこれまでどおり厳密なルールと論理に基づくべきである、と私も考えている。しかし、それだけに、社会において科学的証明に拘ることこそが、多くの歪みを生み出し得ることを、私たち科学者は忘れてはならないだろう。

　科学的エビデンスは社会をサポートするものであり、社会を説得するものではない。科学者が甲状腺検査の結果とそこから推定された「事実」を声高に主張することが、複合災害の余波に苦しむ人を否定したり傷つけたりすることのないよう、私たちは細心の注意を払わなければならないのではないか。

　したり顔をした専門家が科学的エビデンスを錦の御旗に掲げ、勝手に議論を畳もうとしている。「エビデンスに基づいた理性的な判断」が人々からそのように見られてしまう可能性を認識し、襟を正して説明に当たる必要がある。

9. 今、議論すべきこと

　甲状腺検査は何のために行われたのか。その一義は事実を発見することではなく、何よりもそこに暮らす住民の不安を少しでも減らし、人々が健康に生きられるようにすること

である。しかし今、甲状腺検査の議論はしばしば「甲状腺がんが増加しているのか否か」という議論に矮小化され、本来の目的を果たせていないようにも見える。

　私たちが科学的エビデンスを通じて人々に伝えたいことは、

　「安心して暮らしてください」

の一言に尽きる。それを実現するためには、個々人の目に科学や科学的エビデンスがどのように映るかをより詳細に考察し、そのレンズから見える風景に合わせた結果の解釈を提供することではないだろうか。

　たとえば今でも放射能が怖くて県外に避難されている方がいる。その方々は、福島が安全だ、と繰り返されることで、ご自身の避難という判断が「間違っていたのでは」と不安になり、科学に攻撃されているように感じてしまうかもしれない。そういう方に伝えるべきことは、たとえ線量が「医学的に無視できるほど」低かったとしても、放射能は怖いままで良い、という、一つの解釈ではないだろうか。自分の伝えたいことだけに拘泥せず、人が各々の暮らしに合わせて事実を理解するための柔軟な「レシピ」を提供することもまた、科学を扱う者の重要な役割だと私は考えている。

結語

　周りにがんの人がいたという経験から、事実に基づいた判断をした方がいる。現実に起きている理不尽な出来事を、放射能の因果と考えることで納得を得る方がいる。リスクマネジメントの判断から、増えているとして対処すべき、という人がいる。社会において「福島で甲状腺がんが増えているかもしれない」とする意見は、必ずしも科学を知らない人間の感情論ではない。むしろ多くは暮らしの視点に基づいた合理的判断なのではないだろうか。

　そのような暮らしの合理性に照らし合わせてみた時、科学者は福島の事象に対し、住民以上に合理的な判断を下してきただろうか。福島の甲状腺検査という良質な科学的エビデンスが巻き込まれている決着のつかない論争を鑑みるに、少なくとも全面的に諾、と言うことはできない。

　今、世界を見ても、米国大統領の alternative fact に始まる科学軽視・科学不信の風潮は広がりつつある。それを引き起こした原因は、社会の中での自分自身の姿について分析を怠ってきた、科学者自身にあるのではないか。

　震災から 8 年余りが過ぎた今、福島に足りないものは、公平さや寄り添いという道徳や善意ではない。むしろ科学者が科学者自身を科学的に見つめ直す、という冷徹な反省なのではないか、というのが私の意見である。

　孫子曰く

　「彼を知り己を知らば、百戦危うからず」

　人々の多様性（彼）を知り、その多様な視点から見える科学や科学者（己）の姿を学ぶこと。それこそが、人々の科学への不信を払拭し、百人百様の人々に科学に基づく健康を提供するための真の戦略なのではないだろうか。

V

地域の公衆衛生活動の現状と課題

10. 原発被災地域の復旧・復興の現状と課題
―災害発生から現在まで―

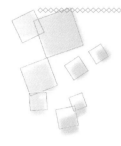

福島大学うつくしまふくしま未来支援センター　兼
相双地域支援サテライト

仲井康通

　東日本大震災・福島第一原子力発電所事故から8年余が経過する中で、国・県・地元市町村などを中心にこれまでに多くの復旧・復興に向けた取組みが行われてきた。被災地域の放射能除染や原子力発電所の安全対策、津波に対する多重防護施設の整備などの安全確保に向けた取組みに加え、住民の帰還に向け住宅・商業施設・病院等の施設が順次整備されるなど、被災地域は震災以前の状況に徐々に戻りつつある。その一方で、避難生活が長期間に及ぶ中で住民の帰還が思うように進まない、被災市町村間の連携が難しい、失われたコミュニティを今後どのように回復するのかなど今なお多くの困難と課題を抱えている。以下においては、復興が進む被災地域の現在の状況とこれらの地域が抱えてる様々な課題について概説する。

1. 帰還・復興に向けての取組み

　帰還・復興に向けての取組みとしては、大きく① 安全の確保に向けた取組みと ② 生活に必要な機能の回復に分けられる。安全の確保に向けた取組みについては、放射線量の低減、原子力発電所の安全対策、災害発生時の避難施設や津波に対する多重防護施設の整備などが国や東京電力を中心として行われている。また、生活に必要な機能を回復するため、上下水道・通信などのライフライン、医療・介護施設、商業施設、復興公営住宅、学校施設などの整備が地元市町村を中心に行われている。

　これらの取組みをとおして、避難指示が解除された地域においては、ふたば医療センター附属病院や川内村特別養護老人ホームなどの医療・福祉施設、飯舘村道の駅までいな館や富岡町さくらモール、楢葉町ここなら笑点街などの商業施設、復興公営住宅などの公共施設が新たに整備されている。また、避難指示の解除・住民の帰還に伴い小・中学校も順次再開され、新しく改築された校舎で授業が行われるなど、生活環境は震災前の状況に戻りつつある（図1）。

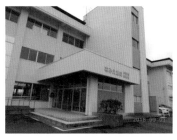
なみえ創成小・中学校

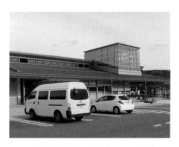
飯舘村道の駅までいな館

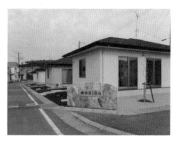
富岡町復興住宅

図1　被災地の現在

　また、震災により失われた被災地域の産業を回復し新たな産業基盤の構築を目指す「福島イノベーション・コースト構想」が国・県を中心に進められており、原子力発電所の廃炉を進めるための研究施設の建設やロボット開発・実証拠点（福島ロボットテストフィールド）の整備、再生可能エネルギー関連産業の創出、震災アーカイブ施設の建設などのプロジェクトが実施されている。

　一方、農業については、住民の帰還が始まって7年になる田村市都路地区や広野町、川内村では再開率がそれぞれ88％、79％、73％と再開が進んでいるものの、その他の市町村ではまだこれからという状況である（表1）。

表1　2018年度被災各市町村の農業再開率（面積％：2018年産／ 2010年産）

	田村市	南相馬市	川俣町	広野町	楢葉町	富岡町	川内村	大熊町	双葉町	浪江町	葛尾村	飯舘村
再開率	88	0.5	13	79	13	1.9	73	—	—	0.5	11	3.1

＊田村市は都路地区、川俣町は山木屋地区、南相馬市は小高区の面積　　＊＊東北農政局震災復興室だより（2018.11.30）より引用

2. 住民帰還（2018年末）の状況

　原子力発電所事故による避難指示区域を図2に、震災後全域に避難指示が出された9町村の住民帰還状況を表2に示す。

　住民の帰還が始まって7年になる広野町、川内村では帰還率は80～90％、4年目になる楢葉町では50％と帰還が進んでいるが、2年目の富岡町、浪江町、飯舘村では思うようには住民の帰還が進んではいない。特に、双葉郡内で人口も多く中心的な位置を占めている富岡町、浪江町は5％程度の低い値にとどまっている。

　双葉郡各町村における園児・児童・生徒の町村立学校等への2018年度4月での就学率を表3、図3に示す。学校が地元で再開されてから7年目になる広野町、川内村ではそれぞれ68～80％、44～58％と比較的高い値を示しているが、その他の町村では低い値になっている。表3の○で囲んだところは就学率が3％未満の学校である。これらの学校では一学年の子どもの数が平均0～数人であり、今後どのような教育を行うのか教育方法や学校運営など難しい状況におかれている。

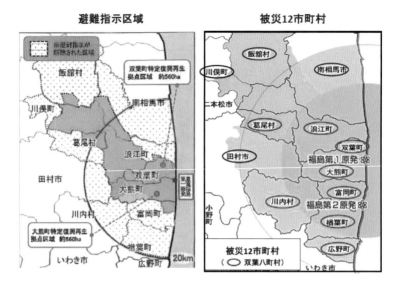

図2　避難指示区域

表2　被災町村（全域避難）の住民帰還状況

被災市町村	震災時 登録人口（A）	現　在* 住民人口（B）	帰還者数（C）	人口の変化 （B/A×100）	居住率 （C/B×100）
広野町	5,490	4,775	4,128	87	86.5
楢葉町	8,011	6,971	3,613	87	51.8
富岡町	15,960	13,136	791	82.3	6
川内村	3,038	2,677	2,165	88.1	80.9
大熊町	11,505	10,397	0	90.4	0
双葉町	7,146	6,025	0	84.3	0
浪江町	21,434	17,613	873	82.2	5
葛尾村	1,567	1,340	277	85.5	20.7
飯舘村	6,509	5,704	989	87.6	17.3

＊　川内村（2018.9.1）、富岡町（2018.10.1）、他の町村は（2018.12.31、2019.1.1）

＊＊各町村ホームページ資料から作成

　住民が以前の市町村に帰還するかどうかを決めるにあたっては、昔からの生活の場で家や田畑のある故郷の良さと避難先での生活とのどちらを選択するか逡巡することになる。避難先の良さとしては、買物や通院など生活が便利であるほか、両親が避難先の新しい職場で働いている、子どもたちが避難先での学校に溶け込んでいる、高齢者も新しく友達ができサークル活動にも参加しているなどがあげられる。多くの住民は、長期間の避難生活をとおして避難先での生活にすでになじんでおり、避難生活がこれからさらに長くなるにつれ、住民の帰還に向けてのハードルはより一層高くなると思われる。（図4）

表3　2018年度双葉郡町立学校等の児童生徒就学率 2018.4.1）

	幼稚園（こども園）			小学校			中学校		
	就学対象者	就学児童数	就学率（％）	就学対象者	就学児童数	就学率（％）	就学対象者	就学生徒数	就学率（％）
広野町	99	67	67.7	188	151	80.3	89	66	74.2
楢葉町	130	43	33.1	270	68	25.2	148	33	22.3
富岡町	307	4	1.3	574	25	4.4	313	14	4.5
川内村	79	35	44.3	72	38	52.8	45	26	57.8
大熊町	299	2	0.7	651	19	2.9	339	13	3.8
双葉町	104	9	8.7	282	31	11.0	175	12	6.9
浪江町	453	13	2.9	752	11	1.5	405	6	1.5
葛尾村	31	4	12.9	43	7	16.3	40	11	27.5

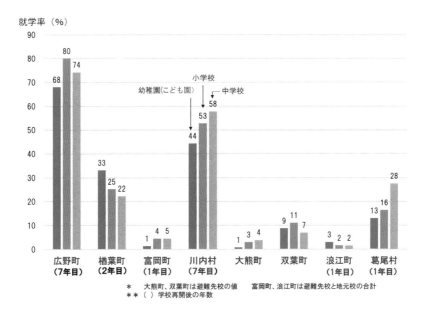

図3　双葉郡各町村における園児・児童・生徒の就学率

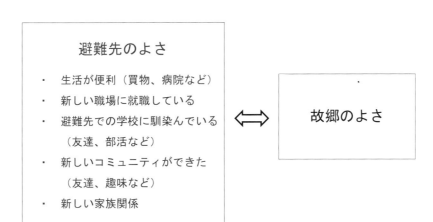

図4　帰還するのかどうかの判断？（震災から8年が経過）

3　被災地域が抱える課題

1)　復興に向けての取組みの中での課題

(1)　放射能（線）の低減に向けての取組みの中での課題

　　復興に向けての取組みが進められる中で、原子力発電所の安全性の確保や廃炉の進捗など放射能（線）の低減にかかる問題は長期にわたる課題として地域・住民のうえに重くのしかかっている。居住地域の放射能除染は比較的進んでおり、中間貯蔵施設への放射性廃棄物の仮置場からの搬入も順次行われているが、いまだ放射線量率の高い箇所も多くあり住民の帰還が一日も早く実現するよう早期の取組みが望まれる。これらの取組みに対しては、国や東京電力に依存せざるを得ないのが実情であり、地元市町村においては現状を注視し住民の意向も踏まえたうえで、国等に要望をこまめに出していくほか方法がないようにも思われる。

(2)　住民の帰還に向けての生活に必要な機能の回復の中での課題

　　避難指示が解除された地域においては、ライフラインや道路等の整備をはじめとして医療機関や介護施設、商業施設、復興住宅、学校等の建設が進められている。農林水産業の再開などまだこれからのところもあるが、これら施設整備等ハード面の復興については比較的順調に進んでいるように思われる。一方、住民の帰還については思うように進んでいないのが実情である。特に避難生活が長期化し最近になって避難指示が解除された市町村においては深刻な問題となっている。このような状況の中で、新しい町（村）づくりを今後どのようにして進めていくのか、子どもたちの数が大きく減少している学校において教育方法や学校運営をどうするのかなどについては被災地域が抱えるこれからの大きな課題である。

2)　復興当局（国、県）と住民との復興に向けてのまちづくり感の違い

　　国や県が、被災地域に新たな産業基盤を構築する福島イノベーション・コースト構想のような枠組みそのものを大きく変える創造的な復興を目指すのに対し、住民の多くはそのような取組みではなく震災前から当たり前としてあった地域の再生を望んでおり、復興当局と住民との間で復興に向けてのまちづくり感に違いがあるように思われる。

3)　被災状況が違うため市町村間での連携がとりにくい

　　原子力発電所事故による放射能汚染の状況が地域により大きく異なり、避難指示解除・住民帰還の時期も異なることから、各市町村が連携して復興に向けて取り組むのが難しい状況にある。帰還開始後7年が経ち復興もほぼ終了し新たな町（村）づくりに取り組んでいる広野町・川内村、住民の帰還が始まったばかりで復興に向けてのインフラ整備など当面の課題に忙殺されている富岡町・浪江町・飯舘村、住民の帰還にはまだ時間がかかる大熊町・双葉町など。

　　被災地域の復興に向けては被災市町村間の連携が不可欠である。地域全体としての復興ビジョンを作成し、それを国や県に提示し復興に向けての取組みを進めていく必要がある

が、市町村が一体となった取組みが難しいことから、各市町村がそれぞれ独自に国や県と調整し復興を進めているのが現状である。

4）立場の違いから住民間で感情面でのズレが生じている

避難している住民と受け入れ側の住民との間、帰還する人と帰還しない人との間、人災事故である原発事故被災者と自然災害である津波被災者との間、損害賠償の対象となる人とそうでない人との間などで感情面でのズレが生じているように思われる。また、被災地域が抱えている放射線の低線量被ばくについては影響に対しての考えが専門家の間でも異なり、家族内でも対応方法について意見の違いがみられる。

このような住民間の感情面でのズレについては、時間の経過とともに徐々に少なくなっていると思われるが、住民同士が力を合わせ復興に向け取り組む必要がある中で、住民同士の結びつきを妨げるこのような状況が、被災地域の復興をより複雑にしているように思われる。

5）住民の精神面での充実をいかに確保するのか

長期間の避難生活により破壊された被災地域のコミュニティをどのようにして回復するのか、帰還後の住民の安全や安心をどう確保するのか、生きがいのある生活をどのように見出していくのかなど、住民の精神面での充実に向けた支援が必要となっている。

4. 復興に向けてのこれからの取組み

原子力発電所の事故により発電所から放出された放射性物質で周辺地域が汚染され、放射線の人体への影響が懸念されている。これに伴い、被災地域住民は長期間の避難生活を余儀なくされ、また被災市町村間の連携や地域内コミュニティ、住民同士の連携が損なわれている。このような状況の中で、国・県・地元市町村により復興に向けた取組みが進められているが、住宅、商業施設、医療・介護施設、学校の整備などハード面の整備が比較的進んでいるのに対し、地域コミュニティの回復や活力のあるまちづくり、生きがいのある生活の確保、少人数教育の構築などソフト面の復興については、解決に向けての取組方法が難しいこともあり、思うようには進んでいないのが実情である（図5）。

復旧・復興に向けた取組みはこれまで国や県を中心に進められてきたが、被災地域の避難指示が順次解除され生活に必要な施設などの整備が進む中で、これからは地域が主体となった復興への取組みが必要である。それぞれの地域住民が中心となり、過去に拘泥するのではなくあくまでも現状を踏まえたうえで、自分たちの町や村をこれからどのようにしていくのか、地域の将来像を考え自らが地域ストーリーを作成する時期にきている。地域が主体となってこのような取組みを進めるにおいては、町村の枠を超えた連携や復興を進めるための体制づくり、地域リーダーの育成など解決しなければならない多くの課題があるが、国や県、大学、企業などは、あくまでもわき役としてこれらの地域に寄り添い、復興をサポートしていく、そのような形での取組みが望ましいと思われる。（図6）

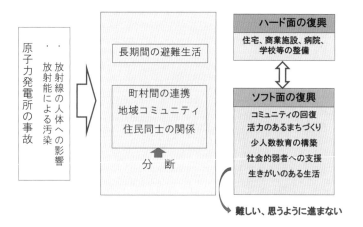

図5　復興に向けてのこれまでの取組み

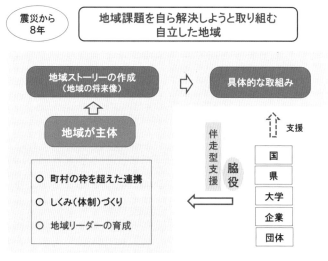

図6　地域が主体となった復興への取組み

11．東日本大震災・福島第一原発事故後における　住民の健康課題

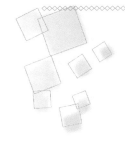

福島県立医科大学医学部公衆衛生学講座
南相馬市立総合病院　地域医療研究センター

坪倉正治

　原発事故およびそれに伴う放射線災害は周辺地域の放射能汚染を引き起こし、地域住民への放射線被ばくに伴う健康影響を及ぼしうる。そのため早期からの放射線モニタリング、避難や除染、汚染管理などの放射線防護対策は必須である。しかしながら、放射線災害の地域住民への影響は放射線被ばくによるものだけに留まらない。

　スリーマイル島原発事故、チェルノブイリ原発事故から、短期的には避難や移住自体に危険が伴い、人的・物的資源不足や病棟閉鎖などのインフラ保全が問題となることが指摘されてきた。中期的には、避難は放射線被ばくによる影響の軽減が可能な一方、生活習慣病やうつ病の悪化など生活環境変化に伴う影響が報告されている。長期的には、社会・文化の変容、偏見やスティグマ化ひいては国のエネルギー政策へも影響を持つ。

　放射線災害は、放射線被ばくのみに留まらず、多面的な健康影響、経済的、社会的影響を持つ。本稿では東日本大震災および福島第一原発事故後の健康課題について、福島原発の北10km 〜 50kmの範囲に存在する相馬市・南相馬市でのデータを元に概説する。

1. 原発事故後に考慮すべき健康問題

　放射線被ばくに伴うもの、特に初期の放射性ヨウ素被ばくに伴う甲状腺への影響、放射性セシウムを主とする長期的な内部被ばくと外部被ばくが考慮すべき課題として重要であることは論を待たない。しかしながら、表1に示すように、放射線が直接身体にあたることによって引き起こされるもの以外に、原発事故後に考慮すべき健康問題は多岐にわたる。

表1　原発事故後に考慮すべき健康問題

原発事故後に考慮すべき健康問題は多岐にわたる

- 放射線被ばくに伴うもの
- 初期の避難に伴うもの
- 精神的な影響に関するもの
- 生活習慣病に関するもの
- 家族環境の変化によるもの
- 地域・居住環境の変化によるもの
- もともとの社会状況の悪化に伴うもの　（高齢化・過疎化・孤立含む）
- 周辺の医療・介護・行政サービスの提供状況の変化によるもの
- 情報（偏見などを含む）によるもの
- 長期避難（または移住）にともなうもの
- 除染・復興作業に伴うもの

Tsubokura et al. J Natl. Inst. Public Health, 67 (1) : 2018.

2. 急性期の避難に伴う健康影響

　ここで、福島第一原発事故での経験から、議論すべき重要なポイントが2つある。1つ目は表1が示すように、避難や生活習慣の悪化、社会変化など様々な要因が住民の健康に影響を与えたと考えられるが、結局のところ何が最も影響として大きかったのか。という点である。

　この問いに対する答えの一つとして、相馬市および南相馬市住民の年齢調整死亡率を震災前後で比較した森田らの研究を紹介する[1]。この研究では震災後5年間のうち住民の死亡リスクが最も高かったのは震災後1ヶ月間であった。つまり、津波や地震による直接死をのぞいても、「二次的」な死亡リスクが最も高かったのは震災直後であった。この時期が震災5年間で最も人の命を失った時期だということである。この死亡リスクの上昇は、85歳以上の女性で震災から3ヶ月間にわたって持続しており、多くは老人ホームに入所しながらも避難を余儀なくされた高齢者だった。そしてその死因の多くが「肺炎」（＝つまり何か特殊な疾患の発症ではなく、体調の悪化や衰弱、ケアの低下が問題）であった。

　浜通り地区の初期避難に伴う健康影響については、下記の報告も参考にされたい。
・南相馬5施設では、事故後一年で平均2.68倍の死亡率上昇が見られた[2]。
・避難経験には1.82倍の死亡リスクが認められた。
・相馬地方における施設入所高齢者の避難による死亡リスクは放射線被ばくによるリスクと比較すると2桁以上大きかった[3]。
・避難しない場合でも、十分なリソースの提供が無い場合は死亡率の上昇があり得る[4]。

　もちろん、老人ホームに入所する避難弱者が早期に避難すべきか（実際に施行可能かも含めて）についてはケースバイケースである。上記の報告の多くは避難によるリスクを強調するものだが、避難しないことがゼロリスクでは無い。留まることによる精神的な負担や、実際の物資的・人的資源の途絶など様々なリスクがある。震災後病院に勤務する医療スタッフ数は直後に震災前の約3分の1まで減少した。緊急時に避難をしないという判断は容易ではなく、これらの研究結果に基づいて、今回の原発事故後に避難するべきだったか、しないべきだったかを安直に議論するものではない。しかしながら、事前の備えとして、避難リスクを減らす余地は極めて大きく、避難計画の前もった整備は重要である。十分な準備（避難手段、避難先の受け入れ調整）の整わないうちの避難は、長時間の移動による身体的負担はもちろん、避難先でのケアの遅れなど、大きな健康リスクが伴うという教訓を我々に提示している。

3. 中長期的な生活習慣病・特に糖尿病の悪化

　2つ目は、これらの様々な健康影響は個人の意思や行動の帰結では無く、社会や周辺環境によって規定されるということだ。中・長期的な慢性疾患悪化、特に糖尿病の悪化は地域の最重要健康課題であるが、その解決を単純に個人の運動療法や食事療法に求めすぎないことが重要である。

　震災後、南相馬市・相馬市では経年的に糖尿病患者数は増加し、震災後約5％もの有病率の上昇を認めた年齢層もある。野村らは南相馬市と相馬市の特定健康診断（対象は40-74歳）を受診した6,406名の結果を後方視的に解析することにより、糖尿病発症リスクは震災前に比べて高い状態が震災後数年間持続していることを報告した（表2）[5]。避難地域では、糖尿病発症リスクはベースライン（2008-2010年）に対して2013年以降（1.55-1.60倍）に有意な上昇が見られ、避難区域外でも2013年以降（1.27-1.33倍）の上昇が見られた。南相馬市より南の避難区域も対象とした県民健康調査でも同様である[6]。特筆すべきは避難区域の住民だけではなく、避難区域外の住民でも糖尿病の悪化が見られたことである。

表2　相馬・南相馬市民による震災後生活習慣病発症リスク[5]より抜粋

	Evacuees	Non-evacuees/temporary-evacuees	p Value of the difference in row
Diabetes			
2011	1.12 (0.70 to 1.79)	0.94 (0.81 to 1.10)	0.5
2012	1.21 (0.88 to 1.67)	1.11 (0.97 to 1.27)	0.6
2013	1.55 (1.15 to 2.09)**	1.33 (1.17 to 1.52)***	0.3
2014	1.60 (1.18 to 2.16)**	1.27 (1.11 to 1.45)***	0.1
Hyperlipidaemia			
2011	1.10 (0.94 to 1.27)	1.00 (0.95 to 1.05)	0.3
2012	1.16 (1.05 to 1.29)**	1.03 (0.98 to 1.08)	<0.05
2013	1.30 (1.18 to 1.43)***	1.12 (1.07 to 1.17)***	<0.01
2014	1.20 (1.08 to 1.32)**	1.14 (1.09 to 1.20)**	0.6
Hypertension			
2011	1.05 (0.91 to 1.21)	1.05 (1.01 to 1.10)	1.0
2012	1.04 (0.94 to 1.14)	1.03 (0.99 to 1.07)	1.0
2013	1.10 (1.00 to 1.21)*	1.01 (0.97 to 1.05)	0.1
2014	0.94 (0.85 to 1.05)	0.95 (0.91 to 0.99)*	0.8

*p<0.05, **p<0.01, ***p<0.001 for given year versus baseline (2008-2010), adjusted for age.

　加えて、南相馬市では若年者や市の中心部に居住していた患者で、震災後に糖尿病コントロールの悪化が顕著に認められた。これは、震災前に糖尿病と診断され南相馬市立総合病院を受診していた20歳以上の404人を、居住地の大字ごとの土地価格を元に市の郊外／市の中心部／中間の三つの区域に分類し、どのような地区の住民に糖尿病コントロールの悪化が起こりやすかったかを調査した研究である[7]。市の中心部に居住していた患者では、市の郊外に居住していた患者と比較し、糖尿病コントロールが3倍程度悪い傾向があった。この所見は避難区域外で最も放射能汚染レベルの高かった地域の一つである相馬市玉野地区（山間部）での健康診断の結果、震災後の2012年には明らかな生活習慣病の悪化は認められなかったという石井らの報告とも矛盾しない[8]。高齢者に比べて若年者の生活習慣、市の郊外と比べて市の中心部の生活習慣（より都会型の生活習慣）は、原発事故の影響を受け「二次的」な糖尿病悪化につながりやすい可能性を示唆している。

　このような震災後の糖尿病の悪化の現状からは、放射線被ばくに伴う発がんリスクよりも、震災後に「二次的」に増加してしまった糖尿病リスクのほうがはるかに大きい。今後の糖尿病有病率はこれからの対策によって変化しうるが、村上らは糖尿病の増加によるリスクを過小に、放射線被ばくによる発がんリスクを過大に評価しても、40－70代の相馬

市および南相馬市民全体では、震災に伴う糖尿病の増加による損失余命は放射線被ばくの約30倍になりうると報告している[9]。

原発事故に伴う二次的な健康被害の本体は、避難などに伴う就労・運動習慣・食生活・コミュニティとの関わりなど、生活様式そのものを変容させることにある。災害によって生活変容を余儀なくされた住民に、その生活変容が糖尿病の原因であることを指摘し、その生活の改善を求めても、現実的には対応困難であることが多い。今後このような生活習慣病を改善するための仕掛け作りは非常に重要であり、試行錯誤と成功事例の集積が必要となる。

4. その他の二次的な健康影響

ここまで避難に伴う急性期の健康影響と糖尿病による影響について概説したが、チェルノブイリ原発事故後最も大きな健康影響と言われた精神的な影響や、その他の生活習慣病、特に運動機能の変化および、骨への健康影響などは考慮すべき重要な健康課題である。

それ以外にも、

家族環境の変化によるもの・・南相馬市の乳がん患者において、娘と同居していない場合は、症状が進行してから病院を受診する傾向があった[10]。

病院の診療圏の変化によるもの・・原発事故後、長期間経過しても、山間部において透析医療のアクセスは雪害などの外的要因の影響を受けやすい[11]。相馬地方で災害翌週から認められた救急搬送の遅れは、病院閉鎖により救急現場から病院までの搬送距離が延長したことが原因と考えられた[12]。

介護需要の変化に関するもの・・南相馬市の一人あたりの介護費用が震災前の1.3倍に上昇した[13]。介護費用の増加は低い介護度の認定者の増加と、サービス使用率の上昇による。全国での介護保険料高額ランキング上位10市町村のうち、6市町村が浜通りである。

これらの原因は単一では無く、様々な要因が複雑に絡み合い影響をもたらしている。定量化がされていない影響も多いが、これら一つ一つに丁寧に長期的に対応することが求められる。

5. 長期的な内部被ばくによる影響について

ここまで、放射線被ばく以外の影響について述べてきたが、放射線被ばくに関することにも議論を進めたい。放射線被ばくによる健康影響は、国連の放射線科学委員会や世界保健機関などの報告書が示すように、福島県内のほとんどの場所での住民の被ばくは幸いにも低いレベルに抑えられ、放射線被ばくに伴う発がんを危惧する状況には無い。この理由として、チェルノブイリ原発事故に比べて、事故の規模が小さいことや行政や住民、様々な機関・団体が行った被ばく対策が功を奏したことが上げられるだろう。

特に事故初期には大きな関心事となった内部被ばくも、2011年暮れ頃からのホールボディーカウンターによる検査体制の導入によって非常に低いレベルであることが明らかと

なった。特定の汚染されやすい可能性のある食材を継続的に摂取するような場合を除いて、体内から検出すらしないことが分かっている[14]。2013年ごろからは各市町村で検診としての内部被ばく検査が始まり、例えば南相馬市では年に2回、全ての小中学生の検査がなされているが、ほとんど検出することが無い[15]。このような状況は妊婦を対象とした検査でも同様である。南相馬市では2012年より希望される全ての妊婦に繰り返し内部被ばく計測が行える体制が整備されている。これまで南相馬市の約600名弱の妊婦さんを繰り返し計測し、誰からもセシウムの検出はない（図1）[16]。詳しくは他の報告書も参考にされたい。

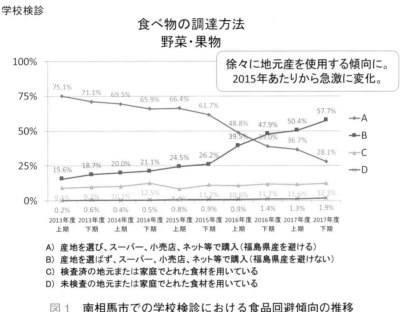

図1 南相馬市での学校検診における食品回避傾向の推移

その一方で、いわゆる福島県産の食材を汚染されているかもしれないから避けるという状況は依然として存在し、その回避率は年々低下しているものの、依然として根深く残っている。竹林らの報告では、この食品回避の遷移パターンは、回避傾向維持（経年的に県内産食品回避の状態が続いている群）、回避傾向減少（年を経るごとに食品の回避をしなくなった群）、非回避傾向維持（経年的に食品回避をしていない群）の3つに分類されることが示されている。多くの食品で回避を維持している人が対象者の半数以上存在し、直近では回避している人としない人で2極化の傾向がある。このような回避傾向維持群に対して、これまで行われていたような放射線についての知識を提供し、科学的に正確な理解を促すと行った方針は行動変容の効果が乏しいかもしれない。今後どのような情報提供を行っていくかは大きな課題である。

そのような中、2018年度の内部被ばく検査も参加者の99％以上で放射性セシウムを検出していない。その一方で一部では依然として検出するが、2017年度での最高値のセシウムを検出した住民の情報は、原発事故に伴う健康影響を考える上で非常に示唆に富むためここで紹介したい。

　70代の男性。震災前から一人暮らしだった。津波によって住居を追われ仮設住宅に居住していた。仮設住宅が閉じられた際、様々な声がけがあったにも関わらず、新しい住居に入らず、山の中での生活を開始した。山のものを採取しながら生活していたが、体調悪化し行き倒れているところを保護され受診。病院にて検査が行われ特に内科的な病気は見つからなかったが、精神的な疾患の可能性が指摘された。生活保護や介護保険の申請がされ、サービスを使いながら生活を続けている。病院には市役所の職員が定期的に連れてきておられる。（個人の同意は取得済みであるが、個人が特定されないよう情報は一部改変している。）

　この例は震災を契機に自宅を失い、避難後の社会的なサポートや連携の途絶によって、高線量地域での野外生活を強いられ、その結果比較的高めの内部被ばくをしていた。一般的に内部被ばくは、個人の好き嫌いや地元の食べ物の忌避、行政による食品の出荷制限などが影響することが言われているが、本症例が明らかにするのは、震災から時間経過後の内部被ばく高値は、弱者や貧困、ネットワークの消失といった社会的サポートの低下と関連していることである。加えて、精神疾患、高齢男性、一人暮らし、仮設住宅からの転居など被ばくに特異的な原因では無く、災害によって明らかになる社会的な脆弱性への対応、弱者への健康管理の重要性を示している。震災から数年の時を経て、放射線被ばく自体は幸いにも健康影響を考える上での中心ではなくなったが、放射線被ばく自体も生活習慣病や生活・社会変化などの2次的な健康影響と同様の原因と対策が求められるのである。

　加えて、このような山の中での生活を続けていた例でも、内部被ばくは年間 0.2mSv 程度と推定され、震災数年以内の最大値約 1mSv 強に比べて数分の一に減弱していることも触れておきたい。

6.Twitter による情報の拡散

　ここまで、原発事故に伴う放射線および放射線以外の二次的な健康影響について触れてきたが、最後に今回の原発事故における放射線に伴う情報発信についても触れておく。

　Twitter や Facebook ソーシャルメディアプラットフォームは、科学的情報を発信するための媒体として近年その重要性を増している。Twitter は 140 文字以内の文章をつぶやく（ツイート）することによりリアルタイムコミュニケーションを可能にするソーシャルメディアプラットフォームであるが、物理的に離れた当事者間の情報共有を可能にし、特に災害時の情報共有に強いことが言われている。実際、一般人の約 60％が科学的情報源としてソーシャルメディアを利用していると推定されており、今回の原発事故後の健康影響を語る上でソーシャルメディアが果たした役割は良きにせよ悪きにせよ大きい。Twitter をはじめとするソーシャルメディアでは、科学的に不適切または不正確な情報が広がったり、根拠の無い言説が流布されたりといった欠点も存在する。科学的な情報伝達のためには、これらのメディアの特性や実際の使用状況を把握することが重要である。

　震災および原発事故前後の 6 ヶ月間に投稿された日本語のツイート（リツイートや@を使用したメッセージも含む）のうち、放射線・原発事故に関連するキーワードを少なくと

も1つ含む2,500万件を解析した研究では、期間中に放射線・原発事故に関するツイートおよびリツイート全体のうち、リツイートは約半数（49.7%）を占めていた[17]。また、ごく少数の影響力の強いアカウント（インフルエンサーと呼ぶ）によるツイートが繰り返しリツイートされていた。Twitterはリアルタイムの個人間の双方向コミュニケーションを可能にするメディアである一方、非常に限られたアカウントからの情報が繰り返し提供され拡散されている実態が明らかとなった。

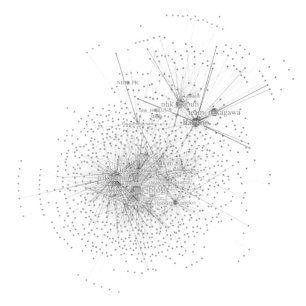

図2　インフルエンサーを中心としたリツイートによる
放射線に関する情報拡散ネットワーク

　この図2からも示されるように、リツイートは限定された範囲内、特に類似の文書ベクトルを持つ同じグループ内で集中的にやりとりされ拡散し、グループ間での情報のやりとりは少なかった。
　現在我々が情報を手に入れようとするとき、テレビや新聞、ラジオといった一方向性の古典的なマスメディアだけではなく、様々なインターネット上の検索エンジンやSNSを用いる機会は増えてきている。今後これまで述べてきたような広範囲に及ぶ健康影響に対して、適切な情報を提示し対策を打つ上において、情報公開やステークホルダーとの関わり、合意形成は避けては通れない。この研究はTwitterだけを対象としているが、このような健康に関わるSNSの使われ方やその特性に関する研究は今後も進める必要があろう。

まとめ

　本稿では、相馬市・南相馬市周辺における原発事故の健康影響について概説した。事故初期には避難に伴う特に高齢者への影響が、中・長期的には糖尿病に代表される慢性疾

患・生活習慣病、運動機能、診療行動など多くの問題が存在する。放射線被ばくを含む多くの問題は、個人の問題として考えるよりも、社会や地域の問題として考えて対策を行うべきものである。

参考文献

1）Morita T, Nomura S, Tsubokura M, et al. Excess mortality due to indirect health effects of the 2011 triple disaster in Fukushima, Japan: a retrospective observational study. *J Epidemiol Community Health* 2017; 71(10): 974-80.

2）Nomura S, Gilmour S, Tsubokura M, et al. Mortality Risk amongst Nursing Home Residents Evacuated after the Fukushima Nuclear Accident: A Retrospective Cohort Study. *PloS one* 2013; 8(3): e60192.

3）Nomura S, Blangiardo M, Tsubokura M, et al. Post-nuclear disaster evacuation and survival amongst elderly people in Fukushima: A comparative analysis between evacuees and non-evacuees. *Preventive medicine* 2016; 82: 77-82.

4）Shimada Y, Nomura S, Ozaki A, et al. Balancing the risk of the evacuation and sheltering-in-place options: a survival study following Japan's 2011 Fukushima nuclear incident. *BMJ Open* 2018; 8(7): e021482.

5）Nomura S, Blangiardo M, Tsubokura M, Ozaki A, Morita T, Hodgson S. Postnuclear disaster evacuation and chronic health in adults in Fukushima, Japan: a long-term retrospective analysis. *BMJ Open* 2016; 6(2): e010080.

6）Satoh H, Ohira T, Hosoya M, et al. Evacuation after the Fukushima Daiichi Nuclear Power Plant Accident Is a Cause of Diabetes: Results from the Fukushima Health Management Survey. *J Diabetes Res* 2015; 2015: 627390.

7）Leppold C, Tsubokura M, Ozaki A, et al. Sociodemographic patterning of long-term diabetes mellitus control following Japan's 3.11 triple disaster: a retrospective cohort study. *BMJ Open* 2016; 6(7): e011455.

8）Ishii T, Tsubokura M, Ochi S, et al. Living in Contaminated Radioactive Areas Is Not an Acute Risk Factor for Noncommunicable Disease Development: A Retrospective Observational Study. *Disaster medicine and public health preparedness* 2016; 10(1): 34-7.

9）Murakami M, Tsubokura M, Ono K, Nomura S, Oikawa T. Additional risk of diabetes exceeds the increased risk of cancer caused by radiation exposure after the Fukushima disaster. *PloS one* 2017; 12(9): e0185259.

10）Ozaki A, Nomura S, Leppold C, et al. Breast cancer patient delay in Fukushima, Japan following the 2011 triple disaster: a long-term retrospective study. *BMC Cancer* 2017; 17(1): 423.

11）Nishikawa Y, Ozawa Y, Tsubokura M, et al. Long-term vulnerability of access to hemodialysis facilities in repopulated areas after the Fukushima Nuclear Disaster: a case report. *Oxf Med Case Reports* 2018; 2018(7): omy040.

12) Morita T, Tsubokura M, Furutani T, et al. Impacts of the 2011 Fukushima nuclear accident on emergency medical service times in Soma District, Japan: a retrospective observational study. *BMJ Open* 2016; 6(9): e013205.

13) Morita T, Leppold C, Tsubokura M, Nemoto T, Kanazawa Y. The increase in long-term care public expenditure following the 2011 Fukushima nuclear disaster. *J Epidemiol Community Health* 2016; 70(7): 738.

14) Tsubokura M, Kato S, Nomura S, et al. Reduction of High Levels of Internal Radio-Contamination by Dietary Intervention in Residents of Areas Affected by the Fukushima Daiichi Nuclear Plant Disaster: A Case Series. *PloS one* 2014; 9(6): e100302.

15) Tsubokura M, Kato S, Nomura S, et al. Absence of Internal Radiation Contamination by Radioactive Cesium among Children Affected by the Fukushima Daiichi Nuclear Power Plant Disaster. *Health physics* 2015; 108(1): 39-43.

16) Yamamoto K, Nomura S, Tsubokura M, et al. Internal exposure risk due to radiocesium and the consuming behaviour of local foodstuffs among pregnant women in Minamisoma City near the Fukushima nuclear power plant: a retrospective observational study. *BMJ Open* 2019; 9(7): e023654.

17) Tsubokura M, Onoue Y, Torii HA, et al. Twitter use in scientific communication revealed by visualization of information spreading by influencers within half a year after the Fukushima Daiichi nuclear power plant accident. *PloS one* 2018; 13(9): e0203594.

12. "までい"が日本を救う？ないものねだりの時代 からあるもの生かしの時代へ

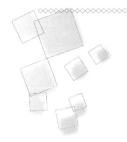

飯舘村村長

菅野典雄

　飯舘村は東日本大震災に伴う東京電力（株）福島第一原子力発電所の事故により全村避難となってしまったのですが、現在大変な思いをしているのが、その中で前向きに歩もうとしていること、さらにこれまでの村づくりの歩みから得たことなどを通して私なりに思っておりことを話し、皆さんにとって何かのお役に立てればと思います。

1. 第三の転換期には柔軟な発想を

　まずは、近ごろの日本の状況に触れてみたいと思います。今から 20 年以上も前から日本は第三の転換期に入っている－こう言われ続けてきました。第三ですから第一があり第二があるのだと思います。多分、第一は明治維新で、明治維新から新しい日本がスタートしました。第二は戦後でしょう。戦後から日本の民主主義がスタートしたのです。その後、数十年を経て第三の転換期に入っている－こう言われてきました。

　第一の大きな転換期で一体何が滅んでいったのか、一言で表すと「武士の時代が終わりを告げた」と言えるのではないでしょうか。第二の転換期では何が滅んだのか、「軍人の時代が終わりを告げた」と言っていいのかなと思います。今も世界では軍人が幅を利かせ戦争、クーデターが起こっている国・地域がありますが、日本は第二次世界大戦に負けたことで、そこから民主主義がスタートし、こうして現在、私たちは平和な国で過ごしていられる－そんな気がします。

　しかし、第三の転換期と随分前から言われながら、なかなかカーブを切ることができませんでした。それは、第一、第二転換期のように血をみることがなかったため、私たちは転換期を迎えていることになかなか気付かずにきたように思います。第一の転換期で武士の時代が、第二の転換期で軍人の時代が終わり、第三の転換期で何が滅びていくのでしょう。表現はいろいろあろうかと思いますが、私は「時代の流れを読めないものが滅びていく」のだと思います。私たちが毎日を生きている限り、個人、家庭をはじめ大学、自治体、企業、何であれ必ず何らかの問題が出てきますが、問題解決を先送りしたり、問題に気付かない者が滅びていくのかなと思っているのです。

　以前は、「十年ひと昔」といわれ、時がゆったりと流れていましたが、今は「三年ひと昔」、

あるいは「一年ひと昔」、場合によっては昨日と今日でも違うほど時代の流れ、変化が激しい時代です。時代の流れを読むには、柔軟な発想、柔らかい考え方を持たないと、なかなか大変だと思います。意識して柔らかい頭を持つことが第三の転換期には必要なのでしょう。

新しいものだけが全て良し、というつもりはありません。私たちは随分と大切なものを忘れ、置き去りにしてきたものがあります。しかし、少なくとも時代の流れは以前とは比べようもないほど速く、これに対応していくには柔軟な考え方を持つ必要があると思います。

頭を柔らかくすると、どのような効果があるのか、あるいは柔らかくするにはどうしたらいいのか、例を挙げてお話させていただきます。

2. ネーミング一つで社運が決まる

今から20年ほど前、女性が身に着けるブラジャーが1年間に300万枚売れたという記事が新聞に載っていました。下着業界では、これほど売れる商品は二度と出ないだろうといわれたほどでした。私は身に着けないので詳しくは分かりませんが、今、天使のブラ、ヌーブラ、その他いろいろな商品名のブラジャーが出回っているのでしょう。それらのはしりで商品名は「グッドアップブラ」でした。キャッチコピーとして日本語で「よせてあげて」という言葉を使ったらアッという間に300万枚売れたということです。当時、あるところから原稿を頼まれていた私は、これはいいネタだなと思い、こんなことを書かせていただきました。「よせてあげて300万枚」というタイトルで、「よせてあげてという実に分かりやすい言葉が、胸元を魅力的に見せたいという女性の心理をいたくくすぐり、多くの女性に買わせてしまったようだ。よせるものもあげるものもない私たち男には、5,000円、6,000円もするものをすわっと買いに走る気持ちがちと分からない。しかし、胸の谷間くっきりに生唾を飲むことだってあるのだから、この女性の心理を理解してやらなければならないであろう」と書かせていただいたのです。このブラジャーにいくら寄せて上げる機能があったとしても「よせてあげて」という女性心理をくすぐるキャッチコピーがなかったら、300万枚は絶対に売れなかったということです。つまりネーミング一つで社運が決まる時代が訪れたという気がします。

世の中は、男は、女は、結婚は、大学は、社会は－全てにおいて、今までこうだったから、これからもこうあるべきだ－という固定観念に凝り固まっていると、家庭とて、会社とて、大学とて、自治体とて、滅びないという保証はないのが第三の転換期なのだろうと思います。ですから意識して頭を柔らかくしていくことが大切なのかなと思います。

3. 「世界一安全な国」が「世界一危ない国」に

もう一つ、今の日本の状況に触れます。私は日本人に生まれてよかったなと、ずうっと思ってきました。なぜなら、日本は「世界一安全な国」だからです。多分、落とし物をし

ても名前さえ書いてあれば、よほどのことがない限り、持ち主に戻ってくるのが日本だと思ってきました。私のところのような小さな村ですと、名前が書かれていなくてもこれは○○さんのものだと分かるほどです。少し前なら、戸締りをしなくても泥棒には入られません。さすがに最近は、何かあったら戸締りをしない方が悪いといわれますが、そういうのが日本でした。しかし近ごろ、世界一安全な国が「危ない国」に近づいているような気がしてなりません。

　以前、耐震偽装問題がありました（2005年）。仕事を取りたいがために、一級建築士が地震などに対する安全性の計算を記した構造計画書を偽造していたことに端を発する一連の事件です。同じ05年には、JR福知山線で発生した脱線事故もありました。運転士と乗客107人が死亡した事故です。さらに食品の偽装事件は、これだけ騒がれても後を絶ちません。オレオレ詐欺もまだまだ続いています。

　なぜこのようなことが起きるのでしょう。私は、戦後一貫して効率一辺倒、スピーディーに、お金が全て－という価値観のみで突っ走ってきた後遺症が噴き出しているのではないのかという気がしています。効率、スピード、スピーティーに、お金が全て－これが世の中の物差しになると、どうしても人と人との関係が希薄になってきます。そうすると自分さえよければ他人はどうなっても構わないとなってくるのではないでしょうか。さらに他人がどうなろうと構わないという以上に、自分の子どもさえどうなってもいいという事案がしょっちゅう起きています。東北ではお母さんが自分の子ども（小学校4年生の男子児童）を公園に連れ出し、絞殺した事件がありました。殺害事件として報道されましたが、その1週間後、実はこの児童は小学2年のときに「お母さん」という題で詩を書き、あるコンクール賞をもらったことを紹介した記事が新聞に掲載されました。この詩を紹介します。「お母さんはどこでもふあふあ、ほっぺはぷにょぷにょ、ふくらはぎはぽよぽよ、太ももはぽよん、腕はもちもち、おなかは小人さんがトランポリンをしたら遠くに飛んでいくくらいはずんでいる。お母さんはとってもやわらかい、僕がさわったら温かい気持ちいいベッドになってくれる」－いかがでしょうか。これほど自分を産んでくれたお母さんを褒めたたえた言葉がいまだかつてあるでしょうか。私はないと思います。これほど自分を産んでくれたお母さんを思っている子をお母さんは自らの手を掛けてしまったのです。こんな理不尽なことがあっていいはずないと思います。しかし今、日本はこうしたことがしばしば起きる国になってしまっているような気がしてなりません。

■ 4.「までいライフ」を振興計画の柱に

　このようなことが少しでもない村になってもらいたいとの思いで、実は村長になってはじめて自分の責任でつくる村の総合振興10年計画を策定するに当たって、何を柱にするべきかを考えました。思い当たったのが、「スローライフ」という言葉です。役場の職員にスローライフを柱に各課、10年計画をつくっていただきたいと話したら、直ちに大騒ぎになりました。「もう道路はつくらないのか」「産業振興、特に農業振興はしないのか」などです。さらにスローライフという言葉が村内にだんだん広がってくると、今度は住民

から「役場の悪いところは全てにスローなのに、もっとスローにするつもりか」という話になってきました。社会全体が戦後五十数年、スピードが善、スローが悪いという考えで進んできましたから、スローを前面に出すと「スローが善でスピードが悪なのか」と受け止められるのでしょう。決してそうではないのですが、どうも、私のいわんとすることを理解してもらえないと悩んでおりました。すると「お前のいうスローライフとは『までいライフ』と置き換えてもいいのではないか」と助言してくれた方がいました。「までい」とは方言、私が小さなころ村ではよく使われていた言葉です。例えば、「までにに子どもを育てないと後で苦労するよ」「までいにご飯を食べないと罰が当たり、目がつぶれるよ」と言われたものです。

　この「までい」という言葉を使ったら、「なんだそんなことか、それなら分かる」と年配の方たちがスローライフの考え方を理解してくれたことがあります。

　とはいえ、この方言の語源はどこにあるのか調べてみました。安価な辞書には載っていませんが、厚くて古い辞書には載っています。そこには「真手（まて）」と書かれていました。これがなまって「までい」となったのです。意味は「左右そろった手、両手」とあります。つまり、お茶を出すにも両手で出すのが本当の出し方、グローブでボールをキャッチするとき、片手でも取れますが、もう片手を添えることで落球を防げますよということです。意味からすると「丁寧に」「大切に」「念入りに」「じっくりと」「時間をかけて」「手間暇惜しまず」「心を込めて」「つつましく」「もったいない」などで、この両手ということに今話したような意味内容が全て網羅されるなと自信を持って、この「までいライフ」を進めてきて今年は7年目を迎えました。そろそろ後半戦、しっかり仕上げなければというときに、残念ながら全村避難となってしまったのです。

5. 大量生産、大量消費、大量破壊からの脱却を

　もちろん、スピード、スピーディーに、お金、効率－などはこれからも大切な基準です。しかしそれらの価値観が全てではない、つまり、10分の10ではないということです。場合によっては1対9、5対5などで、間違いなく10分の10ではない時代が来ているということだと思います。

　ある高名な学者が21世紀になる前に「21世紀はバランスの時代」と予見されました。今まさにそういう時代という気がします。村民にここをどう分かっていただくか悩んでいたところ、ブームの卓球に目を付けました。村では一般的な卓球と別の卓球をやろうと「思いやりまでいピンポン大会」を行ってきました。通常、卓球は相手に強いサーブを打って、負かすのが優勝の条件ですが、私の村の卓球は相手にいかに返しやすい球を打って何回ラリーを続けられるかを競います。夫婦の部、親子の部、子どもの部、お年寄りの部などがあります。夫婦の部では、ほとんどの奥さんたちはしっかり相手が返しやすいように打ちますが、男は単純ですからときどき強く球を打ち返します。すると外野から「なんだお前、それが30年連れ添った人への思いやりか！」とジャブが飛びます。まあ、そうすることで非常に和やかな卓球大会になるということです。ちょっと基準を変えただけで、人と人

との心の通い合いとか、いい雰囲気が醸し出される－それがスローライフであり、までいライフなんだということを知ってもらうために取り組んできました。

　村民に対して「私のまでいライフとはどのようなものですか」とアンケートしました。ほぼ8割以上の回答に節約する、もったいないという言葉が使われていました。辞書には「けち」という意味も載っています。昔ならけち、今なら恐らく「資源を大切にする」と置き換えられるでしょう。その点で村ではいろいろな事業を展開してきました。特別養護老人ホームのボイラー、暖房は村で産出されるチップを原料に燃やすチップボイラーでしたし、マイ箸をつくるなどもしました。いずれにしても日本の経済はこれまで大量生産、大量消費、大量破棄で回ってきたのですが、そろそろ暮らし方を見直す時期にきているのではないか－というのが第三の転換期なのだろうという気がしています。

6. カネ、モノ、ヒトの循環社会を

　「ないものねだりをする時代ではない。あるもの探し、あるもの生かしの時代になった」ことです。私の村に何があるのか、もう一度足元を見つめ直せば、そこに結構宝物があるかもしれません。

　あるもの探し、あるもの生かしとは、循環社会づくりに通じるのかなという気がします。カネ、モノ、ヒト－それぞれを循環させること、また、そこを原点に情報を発信するということなのかなと思います。

　お金の循環に関すると私の村では、6、7年前から子どもが3人、4人、5人…といる家庭を対象に、村内だけに通用する1枚1,000円、50枚つづりのクーポン券を発行してきました。学費をはじめその他もろもろの出費がかさみ大変な家庭を手助けすることが目的です。毎年、お父さん、お母さんに集まっていただき話をさせてもらいながら発券してきました。一方、使われる側は現金払いでないため嫌がります。しかし「これから子育てを応援しない企業はつぶれるよ」と、半ば脅しつつ説得して実現したものです。使い道の8割以上は実質的に子どもの応援となっており、村内にお金は戻っています。小さな自治体だからできる面もありますが、例えばランドセルの購入用としてお金を出すと、間違いなく隣の大きな市で買ってしまうことになります。でも、村内にだけ通用するクーポン券ですから、村内で買うしかないのです。そこで、村内でのお金の循環が起こるわけです。これに対して国が交付する子ども手当の使い道は、半分が貯蓄、残りがパチンコ代、化粧品代とまで言われていますね。でも一律ではなく自治体に裁量を与えると、クーポン券の発行など、それぞれいろいろな工夫が生まれてくるのです。

　もう一つ、実は中学生がクラブ活動に使うバスを更新したく、これまで通り中古車を購入するため300万円ほど予算要求が教育委員会からありましたが、新車を購入することにしました。購入に当たって、ちょっと工夫したほうがいい、手間暇かけるのが「までい」だと思い、村民に債権を購入してもらいそれを資金に充てることにしたのです。職員は「また村長、いやらしいことを始めたな」という反応でした。「債権は5万円、10万円の2種類、年利率3.3%、3年後には10%でお返しします」とお触れを出したところ早速、総務省か

らクレームです。「冗談じゃない、金利 0. 数％の時代に 3.3％とはもっての外、また 3 年という短い期間も聞いたことがない」というもので、県を通して 2、3 回、文書の提出を求められました。回答しても理解が得られないので総務省に出向き、担当官と粘りに粘って話をつけてきました。普通、債券はお金がないから発行するのですが、この場合はそうではなく次世代の人たちに手を差し伸べていく環境をつくっていかないと成り立たない自治体であることを理解いただきたい。しかも数百万もの債権ではなく 5 万、10 万の債権ですから、金利を乱すこともないと訴えてきました。期間に関しては、祖父母が孫のために「たんす貯金」を使うとき、5 年、10 年ではお金はもらえないなと思ってしまうのではないか、仮に来年亡くなる人でも 3 年くらいなら生きていられるなと思うのが人間の心理のはずと納得して OK をもらった経緯があります。これは、心の循環の領域でしょう。こうした循環型社会は、小さくて村だからこそその生き方なのです。

7. 小さな自治体の政治の心とは

しかし、前述したように原発事故により、事故現場からかなり離れている私の村に風のいたずらで放射能が流れてきました。年間 20 ミリシーベルト以上になるので全村避難の指示が国から来たわけです。

全村避難とはまさにゴーストタウンを意味します。まして全てを捨てて避難するとなれば、村民の暮らしはズタズタになります。少しでも回避したいと思っていました。子ども、お年寄り、妊産婦の方々はできるだけ早く村から出るよう指示する一方で、少しでも生活のリスクを少なくしたい思いから、年間 20 ミリシーベルト以上になるから避難せよというのであれば、20 ミリシーベルト未満なら全村避難しなくてもいいということ。これを逆手に使わせていただき、室内は非常に線量が低く、特にコンクリート建築のところはものすごく低いですから、避難先から村に通勤して室内業務をする会社を六つ、七つ残して 400 ～ 500 人の雇用がそのままになっています。全家庭が避難すると全く野放しとなり、いつでも泥棒が入ってくる状態になります。皆さんもテレビなどで見ているでしょうが、双葉地方では家に戻ってみると電気製品が全部なくなっていた、あるいはたんすが全部開けられて、中のものがなくなっていた例があるのです。そうはさせたくないと国と話し合った結果、線量の規制値をきちんと守るとの条件の下、住民が村に入り短時間だけ役場の臨時職員として防犯パトロールすることが可能となりました。350 人ほどがパトロールをしてくれて、泥棒を捕まえたケースもあります。

村では今そのような取り組みを行っていますが、残念ながら一部住民や外野からは、村長は殺人者だ、村民をモルモットにする気か、早く辞めろーと、ほとんど毎日メールが届く日が続いていました。確かに住民の健康を守る、命を守るのは、自治体の長としての最優先事項です。できる限りのことはやってきましたが、先述したように直ちに村を出なさいと言っても、そう簡単にはいかないのも現実です。特に飯舘村は畜産が基幹産業で、人口 6,000 人に対して 3,000 頭近くの牛が飼われていましたから簡単に牛の処分はできません。これに対して、今、原発近くの自治体では 1,000 頭もの牛が野放しになり野生化して

いるとも聞きます。少しでも避難をさせつつ、少しでも生活のリスクを減らしてやりたい－これが小さな自治体の政治の心ではないかと思いますが、思うにまかせない、理解されないことも多々あるなという気がしています。

8. 村民に安全とともに安心を

まで
いには、心を込めてという意味もあります。までいライフのマークに両手でハートを包むイラストが入っています。ときどき模倣されますが、商標登録してありますのでご注意ください。いわゆる心を大切にすることは、日本人が世界に誇れる国民性であり、それは多分、落語でいう寅さん、熊さんが登場する「しょうゆなくなったら、ちょっと貸してよ」という世界なのでしょう。それがいつの間にか、自分さえよければ他は構わないという方が結構出てきたということでしょうか。互いに気遣い合い、「お互いさま」という関係を築いていくことが住みよい社会づくりにつながっていくのではないかという気がしてなりません。

人口 6,000 人ほどの村の生き残り策がまでいライフと受け止め、この実践に取り組んできました。ところが、1,700 あった世帯は今、避難生活で 2,700 世帯に増えています。つまり 1 戸だったものが 2 戸、3 戸に分かれざるを得ない状況にあります。避難は双葉地方から始まり私のところは後発でしたから、避難場所がほとんど埋まっていた状況でした。

どうしてくれるのですか－と国に話したところ、国からは○○県に××、■■県には△△の住むところがあるとの回答。一生懸命探してくれたのはありがたいのですが、そうした話を簡単に持ち出すところが心ない政治だといわれるゆえんではないでしょうか－と首相官邸で話したことがあります。確かに避難するのは当然ですが、村から○○県、■■県に行くとなれば、その人たちの大変さ、つらさは計り知れません。これを分かった上で言ってくれているならそれはいい、あるいは分かった上でフォローがあるならいいが、ただただ避難せよでは大変なことになるだろうと思いました。そこで私は、村から 1 時間以内で済む避難場所を考えてくれと職員に指示したところ、夜通し探し回り、営業停止中のホテルを確保する、あるいは開業している旅館に頼み込むなどして一時的な避難場所としました。1 時間以内だったら、今までより通勤時間はかかっても仕事を辞めない人がいるかもしれない、あるいは転校しなくて済むかもしれない、ばらばらになった家族が一週間に 1、2 度は行き来できるかもしれない－などと考えたからです。

つまり安全とともに安心も与えないと大変なことになるのではないか－と思ったからですが、前述のようにそんなのんきなことを言って、村民を大変な目に遭わせるのかという意見が一方にあります。

9. 「足し算」から「引き算」の思想へ

大量生産、大量消費、大量破棄からちょっと暮らし方を変えてみる、あるいは自分さえよければいいではなく互いに気遣う環境をつくっていかなければ、小さな村は生き残って

いけない、それが小さな村の生き残り策と思ってきたのですが、大災害・原発事故に遭って、それは小さな村というよりむしろ日本のこれからの在り方ではないかと思えてきました。血を見ることがなかったため、なかなか気付かずにきた第三の転換期の将来の日本の姿に、気付く機会を与えられた気がしてなりません。高度経済成長の終わりの先に今回のような原発事故が起きたのですが、今まで快適さだけを求めてきた、つまり足し算の思想から今度は引き算の思想にちょっと軸足を変えながら、引き算の思想の中に本当の豊かさとは何かを考える機会が東日本大震災、あるいは第三の転換期である気がしてなりません。

10. 後世、世界から尊敬される日本に

　住みやすい国はどこか、順位結果が新聞に掲載されます。必ずと言っていいほど、北欧を中心にヨーロッパの国々が上位にランクされます。なぜでしょう。

　ある大学教授は二つの理由を挙げていました。一つは小さな国なので小回りが効くことです。調べてみました。フィンランドの人口は530万人、スウェーデン925万人、デンマーク540万人です。これに対して日本は1億2,700万人。小さな国と思われがちですが、約200ヵ国ある世界の国々の中で日本の人口は10番目くらいにランクされます。ですから722人もの多くの国会議員がいて右往左往し、日本の針路を定められないのかなという気がしてなりません。やはり小回りが効くことがある意味では大切な要素になっていると思います。

　もう一つの理由を日本とフィンランドの学生の比較をした資料から読み取れます。「社会で気を付けていないと誰かに利用されてしまうと思うか」という質問です。「そう思う」「ややそう思う」と答えたのは、フィンランドで10人中2人、日本は10人中8人です。少なくても学生ですから日本の将来を担う方たちです。その10人中8人が気を付けていないと誰かに利用されると思っており、果たして日本はどうなるのか心配です。

　第三の転換期がずっと前から訪れていて新しい日本の姿を求めていかねばならなかったが、一人一人の心はなかなかそこには届かず、相変わらず「いけいけどんどん」「いずれ以前の状態に戻る」と思ってきたのでしょう。しかし東日本大震災、特に原発事故に遭遇して、いよいよ考える機会を迎えたと言えるのではないでしょうか。どこかの知事さんが天罰だと表現したそうですが、30年、40年先の私たちの次世代の人たちが世界から尊敬される日本、あるいはさすがはと言われる日本になったのは、大震災、原発事故に遭った人たちのおかげで今があるというように考えてもらわないと、私たちの大変な避難生活、あるいはとてつもない十字架を長く背負わされたこのつらさは一体何なのか、ただの無駄花になったのではあまりにもつらすぎるのではないかと思うのです。皆さん一人一人の心の中でどう暮らしを考えていけばいいのか、何が日本人にこれから必要なのか、これらを考えていく機会なのだという気がしてなりません。

▌11. 困難な中から新しい日本づくりを

　日本の社会を風刺する、問題を提起するユニークな書物を発行することで知られる出版社があります。8年ほど前に「国会議事堂は解体」という企業広告を出しました。この企業広告の意味するところは、国会は帯広のような澄み切った青空の下、グリーンの芝生で行うべき。赤じゅうたんを踏んでいると国会で言うことと地元で言う話とは全く違うことになるといった趣旨だったように記憶しています。実はその出版社が今回どのような企業広告を出すのかを楽しみにしていました。

　すると「いい国つくろう、何度でも。」とありました。GHQ（連合国軍総司令部）最高司令官として日本にやってきたマッカーサーが飛行機から降りる写真がバックに使われています。つまり戦争に敗れてそこから新しい日本をつくろうと、われわれの先輩たちは必死に頑張ってきたのです。今、日本が世界から尊敬される国の状況にはありません。もう一度、この大変な中から新しい日本を何度でもつくろうというこの雑誌社の企業広告はすごいなと思います。いい国つくろう、何度でも。－これが今、私たちに与えられている課題ではないでようか。

　これからはもう一度足元を見つめて、ないものねだりをするのではなく、あるものを探して活かしていくしかない。その上で、小さな自治体だからできることをやっていきたい。

　原発事故にあってみると、この「までいライフ」とはむしろ、日本の20年、30年先のありようではないかと強く思うようになってきました。

　この原発事故から、私たちは何を学んで、次世代へバトンタッチしなければならないのかが一番大事なことである。それは、経済成長だけが、国を救う道だという時代でなくなってきているのではないかということです。成熟社会の中で、どう発展していくべきかを考えていくべきだという試練を、私たちはこの原発事故から学ばなければならない。これ程、物にあふれ便利な社会になっていながら、もっと便利に、もっと豊かにと願っていては、多くのエネルギーが必要になってくるわけであるから、また多くの原発に頼ってしまうようになるのである。もう二度とこのような事故を他の人々にしてもらいたくはないのです。

　スペインのことわざに「多くをもっていない人が貧しいのではなくて、多くを欲しがる人が貧しいのだ」という大変興味深い格言があります。

　飯舘村は一部区域を除き2017年の三月三十一日をもって避難指示が解除となりました。避難指示解除と言っても、ゴールではなく、あくまでも復興、再生のスタートラインに立ったというだけです。この八年間に及ぶ避難生活によって村民の皆さんの家族の形や、地域の姿も、そして村のあり方も大きく変わっていくことが考えられます。

　そのような時、大切なことの一つに「自主自立」があります。もう一つは「心のシェア」ではないかと思っています。災害にあってしまった以上、愚痴や不満のみ言い続けても何の解決にもなりません。まず私たち一人ひとりが、「自分のできることは自分でする」という考え方が大切でありましょう。そうでないとたった一度の自分の人生を「マイナス人生」で終わってしまうことになるからです。

　もう一つは「心のシェア」「お互いさま」という考え方です。「心を分け合う」「相手の

立場に立って考える」というようなことが、復興には欠かせないものと思われるのです。今、世界は自分の所だけよくなりたいという「ファースト主義」のオンパレードになっており残念でなりませんし、とても心配なことです。

　いつの日か子や孫たちから「あなたの世代は何もしてこなかったのですか」「私たちのためになにもしてくれなかったのですか」と問いかけられないようにしなくては、ならないのではないだろうか。このように思うのは私だけでないような気がします。

13. 住民とともにつくる健康なまちづくりの現状と課題

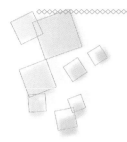

南相馬市健康福祉部健康づくり課

大石万里子

はじめに

　南相馬市は津波、大地震災害に加え、原発問題が復興に向かうに当たって大きな障壁であった。被災直後、住民及び職員数は激減したが、時間の経過とともに帰還する人も増え外部からの支援もあり、徐々にではあるが活気を取り戻している。

　震災から8年目、行政の保健師等は震災前から関係性を築いていた住民組織活動をもとに地域の健康づくりを展開している。さまざまな健康課題を抱えているが、復興に向けて踏み出している現状について報告する。

1. 南相馬市の概要

1）南相馬市は2006年1月1日に1市2町（原町市、鹿島町、小高町）が合併して誕生した。

　震災前の人口は約71,000人、年間出生数は約600人、高齢化率は約26％であった。

　震災後について、2018年9月の人口は60,770人、うち市内居住者は54,557人、市外居住者（≒避難者）は6,213人である。年間出生数約360人。高齢化率は約35％で、避難指示区域だった小高区は高齢化率約50％である。

2）地形は東に太平洋、西に阿武隈山系を臨み、気候は年間平均気温が12℃前後で、夏は涼しく、冬は降雪の少ない温暖な気候である。山・川・海の豊かな自然環境に恵まれている。

3）観光文化については1,000年以上の歴史を持つ国指定重要無形民俗文化財「相馬野馬追」をはじめ、多くの文化財を有している。震災前は、海岸線には、北泉海浜公園を中心にして海水浴やサーフィンの名所となっていた。震災からの時間が経過した中で、徐々にサーファーの姿も見られるようになっており、海岸線の復旧も進んでいる。

4）2011年3月11日の東日本大震災による死亡者数は、直接死が636人。原発事故被害の避難等による震災関連死は2018年4月末で508人に達している。

5）2018年度末に建設型仮設住宅、借り上げ住宅の供与は終了する。2018年5月末現在の

仮設住宅居住者は約324世帯555人である。今後、復興公営住宅及び災害公営住宅への入居、住宅再建して転居するものと考えられる。転居できずに仮設住宅に残る人がいないよう関係各課が連携して対応を進めている。

2. 災害後の地域保健活動

1) 多くの支援者との地域保健活動（避難等による生活拠点の移動に伴った健康支援）

（1）避難所対応、健康状態の把握と支援（市内、県内避難者、県外避難者）

　心のケアチームや日本精神保健福祉士協会の継続した協力支援により、社会福祉協議会に設置された生活支援相談員とともに避難所での心の相談、仮設住宅のサロン、健康調査、巡回訪問等を実施することができた。これは多くの支援者との繋がりの中で継続できたものである（図1）。

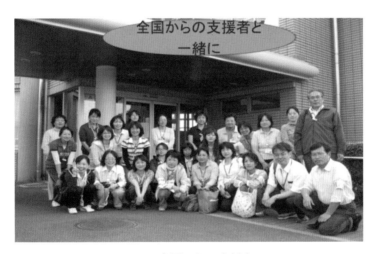

図1　全国からの支援者

（2）避難できなかった、しなかった在宅要支援者の対応：巡回訪問（巡回診療同行含む）

　巡回訪問診を目的に2011年4月～5月にかけて長崎県（長崎県医師会、長崎大学病院）から医療チームが派遣された。この原発被害にあった南相馬市の地域保健の現場に初めて公の支援として入っていただいたチームである。併せて福島県立医科大学や県病院局の職員の支援、協力もあり、集中しての初回巡回訪問診療ができた。

　多くの在宅要支援者を救って頂いた。

（3）借り上げ住宅居住者・仮設住宅居住者等への対応、支援；巡回訪問、健康教育、集いの場の提供など

　原発事故の影響で公には支援に入れなかった南相馬市に、保健師有志が大阪府摂津市、三重県津市、北海道枝幸町、高知県から来てくれた。心のケアチームや日本精神保健福祉士協会のメンバーとともに手つかずだった在宅の精神疾患の方のところへ訪問できるきっ

かけを作って頂いた。

　また、野馬追い文庫のみなさん（JBBY　攪上さんのグループ）には、2011年8月から毎月11日に仮設住宅各集会所に絵本を届け続けていただいた。仮設住宅集会所の閉鎖が続く中で、現在は原町保健センター（健康づくり課）に乳幼児向けの絵本を届けていただいている。

（4）復興公営住宅及び災害公営住宅への対応

　被災者支援担当係が中心に、地元生活支援相談員、地域包括支援センターなど関係機関との連携の中で継続支援している。

2）地域住民とともに

　ひとしきり、避難により市内居住者が1万人を切った時期（2011年3月末）がある。道行く人は誰もいない。徘徊する犬や、時折走るのは自衛隊の車ばかりだった。

　時間の経過とともに、避難を余儀なくされた地域の人々は、避難所から、自宅に戻れる人は戻りつつも、自宅へもどることができない人たちは仮設住宅、借り上げ住宅等へ移動。さらには、災害公営住宅・復興公営住宅へ移転している。居所を7回も8回も移動せざるを得ない人たちもいた。

　それでも、不便な生活の中でも声かけや見守りなど隣近所を気遣うなど新しいコミュニティができたり、なにか自分にできることがあるかと集まりに参加したり、徐々に動き出す姿があった。地域住民には底力があった。

　保健師等が健康教室などをようやく開始した時には、「私たちにもできることがないかな」と声をかけてくれる人たちもいた。

　震災前から長年活躍していた食生活改善推進員（ヘルスメイト）や2009年に立ち上がっていた健康運動普及サポーター（元気モリモリもり上げ隊）が活動を再開し、震災後に設立した母子愛育会（よりそい隊）の母子に寄り添った活動、震災前から健康づくり自主活動をしていたグループの活動再開、など、復興の中でそのメンバーたちの主体的な動きで、地域の元気をとりもどしつつある。

3）経過年ごとの主な支援について

・1年目　ハイリスクアプローチへのスペシャルなボランティア…生きるための、生活を取り戻すための支援

・2年目　帰ってきたママや子どもたちへの心のケアの充実…戻ってきてくれた母と子を元気にしたい思いから、フレッシュママ教室を開催（母子保健推進会議の支援）

・3年目　現地の保健師がPDCAに取り組める体制づくりに向けた人的支援（県任期付き保健師派遣開始1人、復興庁からの職員派遣2人）

・4年目　現地の保健師の業務量が大きくなる中でマンパワーの件は県保健師等の人的支援の継続（県任期付き派遣保健師2人）。
　　　　保健師の分散配置がすすんだ。保健部門の保健師が福祉部門の新規設置の介護

予防担

当係に異動、新たに設置された放射線健康調査係に2人配置となった

・5年目　県保健師等の人的支援の継続（県任期付き派遣保健師3人）

・6年目　県保健師等の人的支援の継続（県任期付き派遣保健師3人）

・7年目　県保健師等の人的支援の継続（県任期付き派遣保健師1人）

・8年目　県からの任期付き派遣保健師（6年目）が、精神保健（心のケア）をがっちり担っていてくれる心強さ。併せて新人育成にも力を発揮してくれている。

4）災害後の組織体制など

①保健師の活動体制

　2011年3月末、3区（鹿島区、小高区、原町区）に所属が分かれていた保健師を原町保健センター（健康づくり課）に集結し一元化した。県外避難所に派遣された保健師や避難せざるをえなかった者もおり、保健師総数は減少していた。その中で、保健師の役割を明確化（業務ごと班編成）し、情報共有することを確認しあった。毎日の朝夕ミーティングを開始し（派遣応援者を含め）、コーディネートする者、コーディネートを補佐する者が機能できた。

　日頃から協力体制にあった相双保健福祉事務所とは信頼関係の中で支援を受けることもできた。

　また、継続した派遣応援者の力を借りて、折れることなく震災後支援が継続できたと感じている。

　「気づいた」なら、アセスメントして仲間に伝えて、なんとかつなごう、動かそう　と意識して取り組んできた。

②市の組織機構の改編

　・2014年度　健康づくり課に放射線健康調査係が設置された。

　・2015年度　健康づくり課健康推進係内に2015年度被災者支援担当係が設置された。

　原発事故後に増加した事業に対応するため、係の新設が行われた。ただし、課内の職員数での対応とし、増員されたわけではなかった。

5）原発事故被害後の課題と対応

・ストレス、生活不安から抑うつ傾向、自殺者の増加懸念。10代の自殺者が増加傾向にある。

・家族構成の変化や高齢化の進行による要介護者の増加懸念。

・災害公営住宅や自主再建した住まいへ外部からの声かけが減少し、閉じこもりや孤独死の要因となりうる。

・生活拠点を移動する中で、食習慣の変化や運動不足等による肥満や生活習慣病の増加、筋力低下による身体機能の低下が予測される。

　➡関係機関（生活支援相談員、心のケアセンター、地域包括支援センター等）と連携したハイリスクアプローチの継続

　　➡地域の自治組織、関係機関、健康づくり自主組織との連携による地域との協働の促
　　進
　　ポピュレーションアプローチ（健康について考えるひとづくり）として人材育成を
　　する

6）放射線による健康不安軽減のための対策

　（放射線健康調査係新設は 2014 年度からで、その間は母子保健係、健康推進係で分担し
て事業を実施していた）

（1）放射線被ばく検診事業（ホールボディカウンタ）：内部放射線量

　2011 年 7 月 11 日〜　事故当時に南相馬市に住所を有していた者（ただし、小中学生、
高放射線量地域に居住していた者を優先）を対象に開始。

　2018 年度は 18 歳以下は年度内 2 回、19 歳以上は年度内 1 回無料で実施。市内小中学校
の児童生徒は年 2 回の学校集団検診（2013 年度から開始）。乳幼児は、ベビースキャンに
よる測定（2014 年 7 月から開始）を実施

（2）健康管理支援事業（個人線量計）：外部放射線量

　2011 年 10 月〜市内に居住または県内に避難している妊婦・乳幼児・小中高校生を対象
に開始。現在は市民、市内居住者、市内への通勤者も対象としている

（3）放射線健康相談事業

　①放射線と健康に関する講演会・座談会（2014 年度〜）

　②放射線モニタリング事業（2015 年度〜）

　③放射線健康相談員による相談業務（2015 年 7 月〜）

　④放射線に関する情報発信（2016 年 3 月〜）

　⑤学校放射線教育（2016 年度〜）

　　子どもたちや保護者が放射線についての知識を正しく理解し、健康影響への不安軽減
　と、生活習慣の見直しに役立つことを目的とし実施している。

　　各小中学校の放射線教育指導計画に基づき、実施内容や講師の調整を行い、小学 1 年
　から中学 3 年まで健康教育を実施している。

7）小高保健福祉センターでの保健活動

　（2016 年 7 月の避難指示解除後、保健師 1 名、看護師 1 名の配置としていたが、2018 年
度からは地区担当保健師 2 名を配置している）

・居住者の健康調査訪問（地域包括支援センターや社協の生活支援相談員等と共に）

・自由参加型サロン、健康活動教室等の開催

・地域の人々の集まりを支援

・認知症の予防と早期発見のための取り組み

・総合健診を 2017 年度から再開

3. 市民の健康状態について

1) 2014 年度までの健康調査、南相馬市データヘルス計画、健康に関するアンケート調査、尿中塩分調査等の結果から

・震災後、高血圧で治療を開始した人が増加した。

一人当たりの医療費が高く、医療費のうち、生活習慣病の占める割合が高い。

・標準化死亡比（2008 ～ 2012）は、全国と比べて、急性心筋梗塞は 2.5 倍、脳梗塞は 1.2 倍と高い。

・死因に占める主な生活習慣病の割合（2014 年度）（表 1）

表 1 　死因に占める主な生活習慣病の割合の比較

項目	南相馬市	福島県	全国
心疾患	19.8	17.7	15.5
脳血管疾患	12.5	10.8	9.0
糖尿病	1.5	1.3	1.1

・特定健診結果からメタボ該当者・予備群が多く、「血糖＋血圧＋脂質」といった重複したリスクを持つ人の割合が高い。

・肥満やメタボ該当者、65 歳以上の男性に、塩分を多く摂取する傾向がみられる。

・重症化疾患罹患者のうち 57％が、過去 3 年間、特定健診未受診者である。

2) 被災から 8 年目の状況について

・健（検）診の受診率は、震災後 1 年目は著しく減少したがその後年々上昇している。しかし、特定健診受診率及びがん検診受診率は低迷状態にある。

・特定健診結果からは、肥満者の割合が高く、高血圧、高血糖、脂質異常症など、生活習慣病が課題である。

・心のケアについて、訪問や相談等の件数は増加の一途をたどっている。震災後に顕在化したこころのケアの課題に対応するため、関係機関と連携しての訪問活動が増加している。

・市民の放射線の不安軽減等のために開始した事業は放射線の外部・内部線量の測定、学校向けの放射線教育を実施し、情報提供のための放射線や健康的な生活に関する情報紙「プロジェクト」を発行している。

・出生数は大きく減少しており、2011 年から 2017 年にかけて 151 人減少（513 人⇒362 人）

・避難による分散した生活により核家族が増え、孤立しがちな子育て世代が増加している。

・高齢化率は上昇しており、市内居住者では 35.3％　住民基本台帳上人口では 34.4％である。

被災前の 2010 年 9 月末では 25.9％だった。

・要介護認定者数は　2010 年から 2017 年に 498 人増加している。

・高齢者の帰還が多い小高区においては、高齢者の単身世帯や高齢夫婦世帯が増加している。

4. 健康なまちづくりの現状と課題

4年前の2014年にできていないと思っていたことが少しずつできるようになり、前に進んでいる。

○データの整理、事業の可視化⇒データヘルス計画策定や県がまとめている統計等を確認する時間を作ることができるようになり、データがみえて市の健康問題を明確にできるようになってきた。

○人材育成の詰め⇒健康運動普及サポーターの養成講座の再開ができ、よりそい隊の養成講座を継続し、その後の地域活動への支援も継続ができている。

○NPO等との協働⇒めぐりあい元気ウォーキング（ジャスモールにて）の開始や健康ポイント事業推進の協力を得ることができたり、食生活改善に一緒に取り組む事業者との協働が開始できたりしている。

○リスクが見えているのに対応しきれない：保健師等の人数の不足⇒震災後の保健師採用は6人（退職者6人・課外異動2人）となり、徐々にスタッフ数は震災前の人数に近づいている。今後の保健師採用計画もある。

○ネットワークを作る体力がない⇒関係機関による連絡会議やハイリスクのケースカンファレンス、学びのための事例検討会などが開催できるようになった。

○目指すべき方向がゆらゆらゆれる⇒具体的な目標が見えるようになり、ぶれなくなってきたが、心はまだまだ揺れることがある。やるべきことは多いが、自分たちの業務の優先順位、削ぎ落すことのできることを整理したいという気持ちができてきた。

○安心できる生活のイメージづくり…復興の道筋
　　⇒100年のまちづくり　〜家族や友人とともに暮らし続けるために〜（市長公約）

5. 人とのつながりを大切に。地域住民のちからを支えたい。

○「どんなまちになったらいいのかな」を共有できる多くの住民との交流をつくることで、一緒にまちづくりを考えたり役割を確認したりして、復興にむかうことができると考える。

○震災後の高齢化の加速度的な状況から、元気な高齢者が増えるような取り組みの中で、自分たちで動けるようになる住民の自律的活動を支えたい。

○避難している親子（母子）への支援は継続し、戻ってきている人たちへのきめ細かく切れ目ない対応をしつつ、エンパワメントできて自主的活動をしていけるように支えたい。

○まちは復興の形を見せているが、一人ひとり復興の速度は違うので、寄り添った対応は不可欠だと感じている。

6. 復興途上の地域保健の状況

震災当初、震災で大きく変わったまちを見ながら、この後どんなふうになっていったらいいんだろうと、職場内で話し合い、2012年度は保健計画前期計画を見直して保健計画後期計画を策定し（2013－2017年度）無我夢中で5年間の事業展開をしてきた。

その後期計画を評価し、市民アンケートや健康づくり地区組織の声を反映させた「保健計画2018」（2018－2022年度）を新たに策定し、現在の事業を進めている（図2）。その「保健計画2018」の重点施策とした生活習慣病予防対策の推進のため、2018年度に1年前倒しで策定している南相馬市復興総合計画と整合性を図りながら、その政策目標となる「100年のまちづくり　家族や友人と暮らし続けるために」を意識し、「100年のまちづくり　健康寿命の延びたまちでどんな暮らしをしていたい？」を健康づくり組織、自主グループのメンバーと話し合った。話し合いの結果から「人が集い、笑顔あふれる暮らし」としたところである。

市長の公約、専門家の意見を集約して「保健計画2018」の生活習慣病予防にかかる事業実施計画としての健康づくりアクションプランを作成中である。

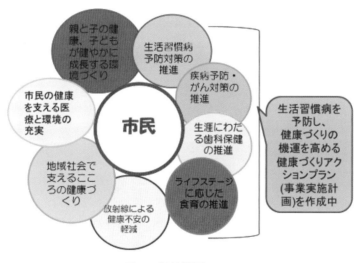

図2　保健計画2018

7. そして、これから

南相馬市に住み続けるために

『協働』できる地域づくりを意識する

『こどもたちの育ち』を見守り、支える

『生きがいを持って健やかに暮らす』

『働き盛りの年代の健康づくりを支援する』

『住みながらにして健康になれる環境を整える』

『放射線については正しく理解して自分たちなりに対処できる』
これからのことは・・・・また、一歩まえにすすもう！
震災があって、つらい中にも見つけたもの、得たものが多くある。
復興の道筋を一歩ずつ、前に進みたい。

まとめ

　2018年1月に新市長が就任した。公約として子どもの世代やその先の世代を見据えた「100年のまちづくり」を掲げた。公約に従い、すべての市民を巻き込んだ健康づくり運動を展開し健康寿命を延ばす目標を入れた保健計画2018（2018年〜2022年度）を策定し、重点施策として生活習慣病予防対策の推進を挙げた。市民の健康的な生活習慣の普及と定着を図るための社会環境整備を具体的に進めるため「健康づくりアクションプラン」を策定中である。健康づくりアクションプランでは、南相馬市の世代ごとの現状・課題を「小中学生の肥満」「運動不足と喫煙」「メタボ該当・予備群の割合が高い」「認知症、フレイルの増加の懸念」とし、その対策として2019年度に向けては①スポーツに取り組みからだを動かす②民間企業（事業所）と連携した健康づくり③集い交流しながら健康づくりを推進するための事業について、庁内関係課と横の連携を取り、情報共有をしながらの事業展開を予定している。

　住民組織や専門家の意見をいただき、また庁内関係課との有機的連携をはかり健康なまちづくりの実現に力を注いでいきたい。

VI

災害後の保健活動から得たもの、
今後の活動へつなぐこと

14. 震災及び避難対応をきっかけに広がったつながり
－二本松市の事例－

福島県二本松市市民部健康増進課

本多厚子

　二本松市は、震災後、原発事故による避難指示区域の避難者受け入れを行いつつ、県内の放射線量がより低い地域や県外へ自主避難する市民への対応、市民全般への放射線被ばく対策等、震災関連活動を多岐に渡り実施してきており、その一部は現在も継続している。

　震災後の対応、そこから発展した活動、今後の課題等について振り返り、報告する。

1. 二本松市の現状

1）二本松市の概要

　当市は、福島県の中央北部、東京電力福島第一原子力発電所から約 35 ～ 50Km に位置している（図1）。福島県の中央北部に位置し、西に安達太良山、東に阿武隈川が流れる城下町である。2005（平成 17）年 12 月 1 日に二本松市・安達町・岩代町・東和町が対等合併した。

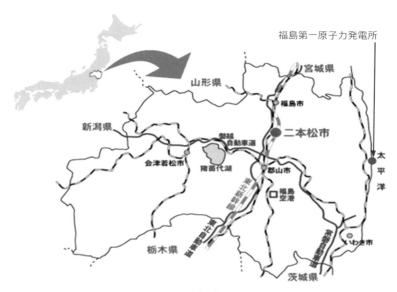

図1　二本松市の位置

2) 震災の影響

震災直後の二本松市では大地震の影響で停電や断水がおき、食料や燃料が不足した。福島第一原発周辺、津波の影響を受けた海沿い（浜通り）の市町村などから人々が避難してきた（図2）。

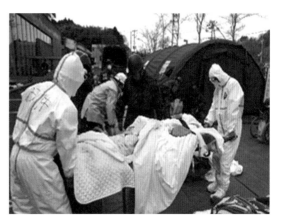

図2　避難者収容

＜震災対応時系列経過＞　（以下、●二本松市　　▼福島県等）

【2011（平成23）年3月11日】

　地震発生

【3月12日】

●住民センターや小学校に避難所設置

▼双葉地方の病院から、市内にある「県男女共生センター」にヘリコプターで人々が避難。緊急被ばくスクリーニング開始（県・自衛隊）

　＊市内避難所では、何も知らず浜通り避難住民を受け入れていた。

【3月13日】　ガソリンなど不足してきて給油所やスーパーに行列ができる。

●断水にともなう給水所設置を行う。

●市外者用の避難所を開設。

【3月14日】　停電が全面復旧

●市内小中学校は23日まで休校（そのまま春休みとなる）

▼県立高校Ⅱ期選抜合格発表延期となる。

【3月15日】

▼浪江町民が二本松市へ避難

　（町民約20,000人中、トップ協議では8,0000人受け入れ見込みだったが、実際は町民各自がより遠方への避難を目指すことになり、当市では約3,000人を受け入れた。）（図3）

▼浪江町役場が、東和支所（旧東和町役場）2階に開設された

▼避難所への訪問被ばくスクリーニング（県）

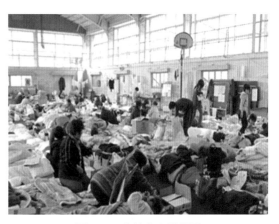

図3　二本松市の避難所

＜人口の変化＞（住民基本台帳：10 月 1 日現在）

西暦 （和暦）	世帯数 （戸）	年間 出生概数	人口（人）		
			男	女	計
2010（H22）	18,346	500	29,012	30,859	59,871
2018（H30）	20,006	350	27,205	27,976	55,181

＜最大震度 6 弱による市の被害状況＞

- 住宅全壊：　　　11 件
- 大規模半壊：　46 件
- 半壊：　　　　418 件
- 一部損壊：5,323 件（これ以外に非住家、事務所等の被害も多数。）

＜避難の状況＞

- 市民の避難者：　　　　　　　最大　912 名（殆どが 1 週間以内に閉鎖）
- 避難所数：　　　　　　　　　20 か所
- 市外 10 市町からの避難者：最大　約 4,300 名（約 1 か月間継続）

2. 震災時から現在の対応・活動

1）相双地域からの避難者受け入れ

①地震発生後 4 日目の 3 月 15 日、浪江町民約 3,000 人を受け入れ、浪江町役場を東和支所（旧東和町役場）2 階に開設された。

- 私は当時、東和支所に勤務していた（保健師 1 名）。3 月 15 日は休暇のため、市内の自宅で過ごしていた（節電のため、浪江町が避難してきた情報は知らずにいた）。
- 3 月 16 日出勤し、支所や近隣施設等に多くの車・バス・消防車等（浪江町所有）が停まっている光景。上司からの電話により、まずは浪江町保健師をサポートするよう助言があった。
- 浪江町は、一部当市に隣接しているが、県内では"浜通り"にあり、当市がある"中通り"とは、管轄保健所も違うため、研修等でもあまり交流はない。
  筆者が所属する県内公衆衛生職員が自主的に集う「地域保健研究会」において、浪江町保健師の 1 名と面識・交流があったため、スムーズに支援開始できた。研究会に所属していなければ浪江町保健師の顔も分からず、保健師捜索から始まるところであった。

②浪江町民受け入れ時の地域住民の自主的な支援活動

- 受け入れ決定後、東和地域では、社会福祉協議会等の呼びかけとともに、廃校になった学校を、地域住民が掃除や炊き出し等を行い、浪江町民を迎える準備をする等、住民の自主的な行動が目立った。当時は寒かったため、ホット用ペットボトルにお湯を入れて配付したところもあった。子育て中のご家庭から「うちのお風呂で良ければ、赤ちゃんのいる方に使ってほしい」との申し出もあった。

③なぜ、すぐに活動できたか？

・人口が少ないがゆえに、住民同士・住民と関係機関のつながりも強かった。
・東和地域は国体のカヌー競技や、2019年度に第50回を迎えるマラソン大会「東和ロードレース」が開催されていることもあり、他地域の方が訪れる（受け入れる）ことに慣れていた。
　⇒平時からの地域づくり・関係づくりの重要性が再認識された。

2）市民への被ばく対策の創設（図2）

①除染（表土除去等）

・子供たちの生活環境からの放射線量低減：2011（平成23）年5～7月に実施。
　学校、幼稚園、保育所の校庭等の除染・エアコンの設置。（県内では最も早い取り組み）
・一般住宅の除染：子どものいる世帯から実施。
・農地、道路、公共用地の除染。

②内部・外部被ばく量測定

・2011（平成23）年6月、県外施設にて市民20名の先行内部被ばく測定を実施。（避難指示がない自治体として初）
・獨協医科大学国際疫学研究室の分室を開設・ご協力頂き、現在も放射線学習会、内部・外部被ばく測定及び分析、評価等を行っている。

③なぜ、早くから対策が必要だったか？

・避難指示のあった広野町や楢葉町、川内村と同程度の空間放射線量であることが判明したが、避難指示は出なかったことで市民の間では不安が大きかった（図4）。

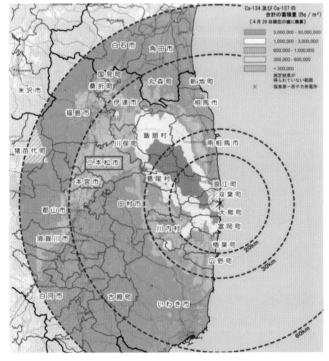

図4　文部科学省及び米国DOEによる航空機モニタリングの結果

④二本松市ウクライナ視察団（2013（平成25）年5月実施）

・原発事故から27年が経ったウクライナ（市と同程度の汚染地域）で、放射線から身を守るためのさまざまな取り組みを見学し、現地行政職員・医療従事者・教育関係者・市民と意見交換。

・帰国後、市内各地域にて報告会を開催。

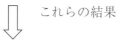 これらの結果

⑤二本松市の放射線健康管理方針

「低線量被ばく地域では『今はわからない』、『今は判断できない』ことが多い」ことが明確となる。

【測る】こと・【記録】すること・【学ぶ】ことを繰り返すことが重要であるという考え。

・出た結果は市民に還元すること

・過去のデータは汚染状況も異なるので、参考レベルである

・実際のデータを蓄積すること

3）健康保持増進体制の充実

①震災後の様々な分断、判断の偏り

・「離乳食はベビーフードのみ」の親子。家で祖父母が作った野菜は心配だから食べさせない。祖父母もあげるか気を遣う。

・放射線被ばくが心配だから、検診は受けたくない？！

・マスクの着用が常態化

・母子のみ自主避難。父は仕事があるため、地元に残る。

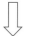 家族・地域の分断、人との関わりのしにくさ

②放射線被ばくだけでなく、他のリスクにも配慮しながら健康を保持増進していけるようにすることが必要。

・各種がん検診：対象年齢の拡大（19歳〜）

・心理職の対応：震災当初は放射線不安へ。現在は一般の母子・精神保健事業へシフト。

・アドバイザーと対話型の放射線学習会も継続中。

4）避難受け入れによる地域活動の広がり

浪江町にあった「就労継続支援事業所」（図5）が当市で再開。避難者だけでなく、市民も利用できるようになり、避難元・避難先、相互の保健活動に広がりが生まれた。

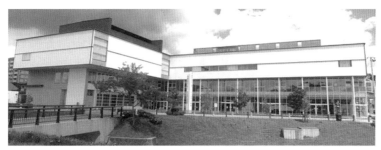
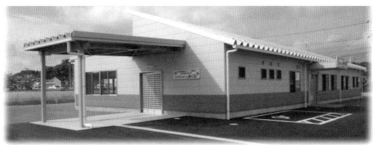

図5　就労継続支援事業所

課題と今後の対応

　放射線・震災を含む災害への危機意識の低下・風化が見られるが、低線量被ばくによる影響が未知数のなか「測って、記録して、学ぶ」ことを継続し、震災をきっかけにしたつながりを保健活動に生かしたい。

　全国の皆様から多大なるご支援・ご協力を頂き、感謝申し上げます。

15. 全町避難自治体の双葉町の保健活動に携わって
～4年間の振り返り～

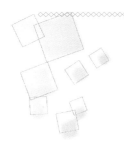

双葉町健康福祉課

中島美鈴

1. 双葉町の避難経路

　双葉町は現在も、全町民避難が続いており、下記の図1が避難経路で町民、役場職員とも多大の苦労があり、現在もその困難な状況は継続している。

　私が着任したのは、震災後3年目2014（平成26）年4月であり、前年2013年6月に役場機能はいわき事務所に移動し、それまでの「福島支所」から「郡山支所」へと名称が変わっていた。

　いわき事務所が開所するまで、福島県川俣町、さいたま市、埼玉県加須市と町民と共に役場も移動していた。その当時の苦労を町民や職員から聞き、驚かされることばかりだった。特に職員は町民の訴え等の対応に私生活がない状態だったようだ。町民はそれから現在まで5、6回転居した方は普通で、9回という方もいた。しかしながら、まだ復興住宅、再建した自宅等への転居が続いている。

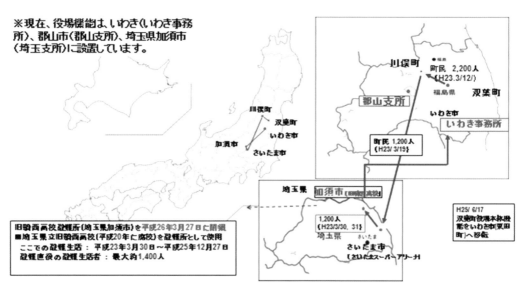

図1　双葉町役場の避難経路と役場機能

2. 双葉町民の避難状況

2018（平成30）年8月末の避難者は下表の通りである（表1）。現在も毎月数字は変わっているが、県内、県外の割合は6対4となっている。県外は40都道府県にわたっている。県内の内訳では、双葉町に近い浜通りに住みたい気持ちがあると思われ、いわき市と浜通り地区の避難者は60％を超え、微増している。

県外からの移動が少ない状況から、県外避難者は放射線の不安がより強く、現在の福島県への転居希望がないのはないかという見解がある。放射線に関する考え方は、個人差が大きく対応は困難です。福島県は2011（平成23）年度から大規模な健康調査、検診を実施し心身の健康状態を把握し、避難自治体に情報を還元している。

また、浜通り地区に転居しても主治医を変わりたくない方も多く、高速道路を1時間かけて通院継続する方もいる。（周辺の県外、県内の高速道路の無料利用が継続中）南相馬、相馬地区は専門職不足の状態のため、介護保険サービスの供給量が少なく、訪問看護は順番待ちと説明受けたことがある。郡山市で週3回利用していたデイサービスは週1回しか利用できなくなった、という町民もおり、介護保険施設もベッド数を減らして運営している。

表1　双葉町民の避難状況

避難状況（平成30年8月31日現在）			
	福島県内	福島県外	合計
人数	4,069	2,821	6.890
％	59.1	40.9	100.0

内訳	福島県						埼玉県	その他の都道府県	合計
	いわき市	郡山市	福島市	南相馬市	白河市	その他の市町村			
人数	2,194	695	255	256	200	469	819	2,022	6,890
％	31.8	10.1	3.7	3.7	2.9	6.8	11.9	29.5	100.0

3. 仮設住宅の入居状況

2014（平成26）年度の仮設住宅は写真（図2）のようでありで、14年度の仮設の入居状況は表2の通りで、8ヵ所設置のうち6ヶ所サロンを開催していた。このサロンに後述する関係機関の健康支援があった。

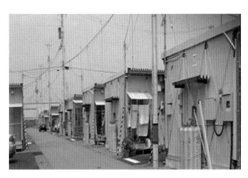

図2　南台仮説住宅

表2　仮説住宅の入居状況

設置場所	団地数	入居戸数（戸）	入居人数（人）	入居率％
福島市	2	63	103	52.5
郡山市	3	108	183	43.2
白河市	2	52	84	43.3
いわき市	1	224	371	89.6
会津若松市	1	5	12	100.0
猪苗代町	1	7	16	70.0
合　計	10	459	769	60.8

　2016（平成28）年度から復興住宅への転居が始まり、仮設のサロンは縮小し、復興住宅への健康支援を開始した。実施においては、福島県がコミュニティ育成を委託した事業所や「避難先の郡山市社会福祉協議会」、同じ復興住宅に住民が入居している大熊町と協議して協働実施している。

4. 郡山支所の保健活動

　福島県は、北海道、岩手の次に面積の広い県である。気候は、新潟と同じ気候で雪が多い会津、那須連山、阿武隈山系、奥羽山脈があり寒さが厳しい中通り（白河・郡山・福島）。浜通りは気候が温暖で、冬は雪も滅多に降らず暖かく夏は涼しい過ごしやすい地域のため、中通りに住む高齢者は、冬は特に浜通りに帰りたいと話されていた。

　郡山支所の業務は、支所のため公文書等が少なく、提出文書も少ないので町民とかかわる活動が主であった（図3）。担当地区は浜通り以外の、仮設のサロンの活動に関することや家庭訪問、健康相談が主だった。

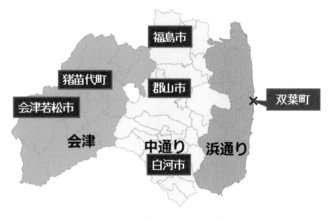

図3　郡山支所の位置

1）双葉町の保健師等の配置状況

　着任時のいわき事務所、支所の看護職スタッフは表3の通りです。支所は、正規、任期付、看護協会派遣の保健師、臨時看護師と職名や経験値が異なるスタッフだった。「いろいろな考え方があっていい」と言われることもありますが、スタッフ間の事例検討会では看護師と保健師の意見の相違があり理解しあうまでは時間を要した。（例：こんなに血圧が高いのに受診しないなら、定期的に訪問しなくては危険であると、看護師から意見があがった。）

表3　双葉町の保健師等の配置状況（2014（平成26）年度）

人数		本所（いわき）	郡山支所	埼玉支所
保健師	正規職員	3	1	1
	任期付・派遣職員	1	1	
	臨時職員・看護協会		2	2
看護師	臨時職員	2	1	

2）郡山支所の具体的な保健活動

（1）仮設サロンの実施

　サロンを実施している仮設が6ヵ所あり、それぞれ月1回～週2回開催していたが、主催者がそれぞれ違っていた。健康相談を兼ねた茶話会では、家族の状況、健康状態、日々の暮らしの実態等を聞き、その情報から後日の家庭訪問や、町の種々の高齢者及び福祉サービスに繋げていくことができた。

（2）訪問・相談活動

　双葉町では、社会福祉協議会が65歳以上の全戸訪問を実施しているので、定期連絡会を実施し、保健師の訪問が必要と判断した事例は早期に対処していった。また、いわき事務所から支所担当地区の母子、障害、精神、高齢者等の訪問依頼を受けて実施した。最近は年数が経ち、新たな複雑な問題が発生するようになり、社会福祉協議会は高齢者だけでなく、県内の全世帯を把握するようになっている。

　役場本体が埼玉県だったため、筆者着任した2014（平成26）年度から母子や特定保健指導、特定健診後の訪問等が再開された。それまでは保健師、看護師は「生活支援課」に所属し、町民の見守り・安否確認が主な業務だった。2014年度から看護職は「健康福祉課・生活支援課」の兼務辞令をもらったことから保健活動が主となった。

　また、2014年9月から介護保険の訪問調査も再開された。震災後特例として介護保険の更新は免除されていたため、震災前の介護度でサービスを利用していたが、介護保険の更新のための訪問調査を開始した。3年間更新しなかったため「介護4」の方が自立歩行していたこともあった。

3）双葉町特有と感じたこと・訪問や相談で戸惑ったこと

　郡山支所の活動範囲は広く、仮設サロンや町民に接する業務が多く、原発の特有の問題を抱えているので、どう接していいのか迷いや悩みがあった。

- ・訪問のための移動には高速道路で1時間かかるため、訪問は電話で事前に約束して実施した。カーナビやネット地図で家を探しても見つからず、電話して案内してもらうこともあった。（町民の避難先住所と携帯番号は、町に届けてあるので、ほとんどの高齢者が携帯電話を所持している。）
- ・「双葉町以外の人には気持ちがわからない」と言われることがあり、訪問した職員の言葉に傷つけられたと、後で役場に電話がきたことがあった。
- ・訪問時に賠償金の不満を話されても制度も知らなかった　➡町の広報誌等で情報を得るよう心掛けた（被災者であるの職員には聞きづらいこともあった）
- ・避難先の医療関係、福祉関係の社会資源のことを質問されても、情報を持たずその場では適切な回答ができなかった。➡その後、保健所に診療科別の医師会名簿の提供を受けた。今では訪問前にネットで調べたり、タブレットを持参して、訪問先で町民と一緒に検索したりして対応している。

　特に「あなた達は双葉町の人でないから私達の気持ちがわからない」と言われて、返す言葉が見つからず支援者として限界を感じることが何回かあった。その後、放射線や心の

ケアセンターの研修に参加し、双葉町の職員や双葉町社協職員、関わっていく町民の方と接することで、少しずつ知識と情報が増やしていった。そして、心のケアスタッフから、「住民の訴えにしっかり傾聴し『寄り添っていくことはできる』ということを伝えればいいのではないか」と助言を受け、町民が置かれている不安定な状況や悩み、怒り等をしっかり傾聴するということを心がけるようにした。

（1）関係機関との連携

　　関係機関との活動は町民の情報収集、情報共有、町民に対しての対応は協働で行うということで連携していた。私達の活動に各専門的な視点（心のケアのメンタルヘルス、霞ヶ関南病院のリハビリ、社会福祉協議会の介護・福祉サービス）からアドバイスがあり町民に効果的に支援ができた。どのような関係機関と連携したか、図4に示した。

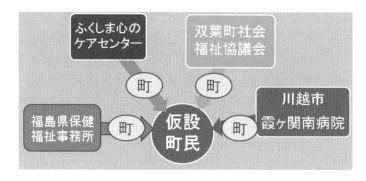

図4　関係機関の健康支援

5. 関係機関の具体的な活動

　　仮設住宅の町民は各機関から健康支援があり、6ヵ所の仮設でサロンを各機関が開催していた。

・霞ヶ関南病院は仮設の1室に宿泊してサロンを開催し、リハビリ室のスタッフで介護予防運動とレクリエーションを担当していた。

・保健福祉事務所は、大熊町の県立病院が震災後閉鎖されたためリハビリスタッフがサロンを開催し、他の被災町村の仮設サロンも実施していた。

・社会福祉協議会は体操を行った後に小物づくりをして、最後に茶話会という内容だった。

・心のケアセンターは、参加者の思いを上手に引き出して、しっかり傾聴して必要な助言を行っていた。また、賠償のことで東京電力に強い不満を持ち不眠となり、話し始めると怒りの言葉しか発しない方達に継続して対応して頂いている。このような賠償問題を抱える方々は、現在も改善の様子は見られない。

　　毎年、年度末に次年度の年間予定を各機関と打ち合わせて、各機関にどんな専門職がいて、どんなサービスが提供できるかで、メンタルヘルス、介護予防、レクリエーション等の内容を町と協議させていただき、それぞれ役割を担っていただき参加者に応じたプログ

ラムを作成していただいた。このほかにも、専門職ではない一般のボランティア団体（含む、宗教団体）が月1〜2回仮設を訪れて小物づくりや茶話会を開き、和やかに町民と対話していた。

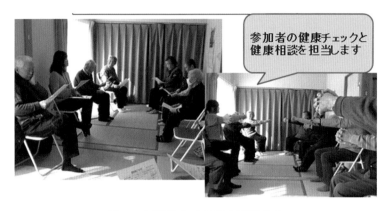

図5　仮説住宅での健康運動教室

　これが、サロンの実施風景で、町主催のサロンの様子である（図5）。2014（平成26）年度では、仮設住宅のサロン開催は各仮設住宅で週1〜2回実施していた。霞ヶ関南病院の体力測定で評価したところ、仮設住民でサロンに参加した人は、3年前と比較すると体力の低下はなく、変化ないか、向上していた方があった。

　仮設住宅のサロン開催の課題は、自宅から出ない方にどう働きかけるかである。今までサロン等に全く参加しなかった方が、5年目にデイサービスを利用し始めたと聞いたこともあった。「参加してみたら楽しかったと」いう感想だったようで、断られても関係性を構築するために参加の声掛けの継続は必要だと感じた。

6. いわき事務所の保健活動

　いわき事務所は、原発特例法で全国の自治体に依頼してある事業（予防接種、乳幼児、妊産婦の健康診査、保健指導）以外は、全国の市町村と同様な業務を実施している。福島県内の出生児は全戸訪問を実施している。

　双葉町特有な業務としては

・全国の町民から問い合わせ等の連絡があり、併せて全国の自治体との文書の送受信が多いこと→かなりの時間で対応している（電話や依頼状等）

　特例法の事業が市町村により対応が違い、乳児健診や予防接種で依頼状を求めてくることがある。また報告の義務はないが、乳幼児健診結果の送付がある自治体とない自治体がある。報告があった場合は母子管理としてシステムに管理している。2016（平成28）年度で50％の健診結果の報告を受けた。予防接種についてはさらに少ないので、福島県は定期的に全国の自治体に結果の報告依頼文書を送付している。

他の市町村との違いは、乳児健診を実施していないことだけとなっている。

（1）保健予防事業全般（母子、成人、高齢者）避難先自治体との連携
（2）各種健診の計画から報告、結果通知、事後指導に関すること
（3）県や関係機関との会議への参加
（4）各種健康教育や健康相談

7. 双葉町の健康課題

1）生活習慣病の予防、重症化防止

　特定健診の受診率は良好ですが、健診結果としては、生活環境の変化の影響が大きいと思われるが、肥満、HbA1c が悪化し、医療費や介護費用にも影響するので改善に取り組んでいる（図6）。特定保健指導率も県平均より良好である。検査項目では、血圧だけは結果が良好で、避難生活の医療支援で血圧測定が習慣化したことが治療につながっていると思われる。ほとんどの家庭に血圧計があり、記録をしている人も多い。

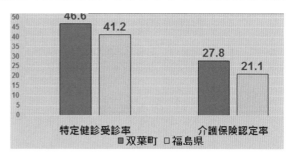

図6　2016（平成 28）年度特定健診・介護認定のデータ

　一方、介護保険認定率は高くなっている。家族形態の変化（高齢者世帯、高齢者単独世帯の増加）と、家庭菜園もなく閉じこもりがちになっている環境変化、介護費用の自己負担がないことも一因と思われるが、今後要因の分析が必要である。

2）高齢者等の介護予防と新たなコミュニティづくり

　避難先自治体のサービスの利用者が増えず（介護保険サービス以外）町が実施している教室の参加がまだ多い（図7）。50 歳代から 80 歳代まで参加されています。逆に他の避難町村の方の参加もあるが、居住地域のコミュニティへの参加は進んでいない。

　最近多発している自然災害は地域でのつながりが重要視されている。復興住宅の自治会

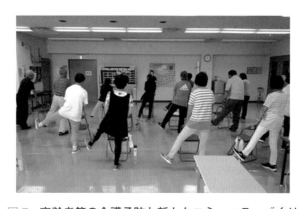

図7　高齢者等の介護予防と新たなコミュニティづくり

の発足が困難な状況であるが自治組織は不可欠である。これから元町と居住地とどのようにコミュニティを形成していくかが課題となっている。

3) こころの健康づくり

　県民健康調査の「こころの健康度調査」では、まだ、こころの健康は回復途中との結果となっている。K6 の全国平均は 3％との数値があるので、改善しているが、まだ高い状態である（図 8）。今後も心のケアセンターの支援を受けながら集団、個別の働きかけを行う必要がある。

　県内、県外避難者の数値の差が少ないのが双葉町の特徴だと指摘されているが、理由は不明である。2016（平成 28）年度の国保の疾病の受診状況を見ると、「うつ病」の受診率が県平均より高くなっており、特に男性の 50 〜 60 歳代に顕著だった。仕事がない人も多く、飲酒も問題となるリスクのある年代と思われる。

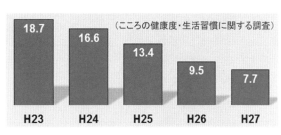

図 8　精神健康（K6）13 点以上の割合

4) 母子保健事業の充実

　「双葉町ママサロン」の風景で、5 〜 10 組の参加者がある（図 9）。町内だけでなくママ友の紹介で参加が増え、町外の親子の参加もある。内容は、体重測定、健康相談として、管理栄養士、助産師、町保健師で対応している。年 3 回は「親子ランチ」で昼食を共にし、月 1 回はスタッフが保育をし、「ママヨガ」を体験してもらっている。

　現在、双葉町が実施している母子事業は、県内の母子手帳の交付、出生時の訪問、2 歳 3,4 ヶ月児の訪問、双葉郡の 2 歳 3,4 ヶ月児の相談会の実施となります。県外避難の乳幼児は 2 割程度となっている。現在は乳幼児県健診結果や予防接種の情報収集し、母子管理名簿を作成していくよう努力しているところである。県外の要フォローの児については、電話で、困りごとや心配事を訊ねて、対応している。必要時は避難先自治体の保健師とも連絡を取り合っている。

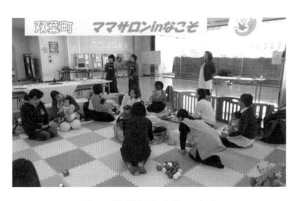

図 9　母子保健事業の充実

8. 原発特例法について

・指定市町村（原子力発電所の事故により、避難を余儀なくされた 13 市町村）が行政サービスを提供することが困難と総務大臣に届け出て告示されたもの
・対象は、指定市町村から住民票を移さずに避難している住民

表 4　特例事務の内容

【医療・福祉】
・要介護認定等・介護予防に関する事務
・養護老人ホームに関する事務
・保育所入所・児童扶養手当・特別児童扶養手当の事務
・障害者（児）への介護給付の支給決定の事務
・乳幼児期・妊産婦の健康診査保健指導に関する事務
・予防接種に関する事務
【教育関係】
・児童生徒の就学等・就学援助の事務

　特例事務については、全国の保健師等に協力頂いているが、震災後 8 年が経過し、担当者が理解していない自治体もあるため、その時々に応じて説明して、協力をお願いしている（表 4）。特例事務は、依頼状の送付が不要だが「依頼状があった方が処理しやすい」という自治体には依頼状を送付している。
　母子の訪問で保護者から、「いつ住民票は異動させた方がいいのか？」と聞かれることがある。医療費、介護費用、所得の控除等、双葉町特有の生活支援が継続されているが、双葉町町民であることを明らかにせずに暮らしている若い世帯も少なくない。最近は、就学を機会に避難先に住民票を異動されたことがあったが、住民票異動は難しい問題となっている。

9. 双葉町健康増進計画

　2017（平成 29）年度に「双葉町健康増進計画」を福島県立医科大学の支援を受けて策定し、現状でもできることを検討した。町の復興に向けては、健康の維持・増進が不可欠となる（図 10）。
　課題としては前述の通りですが、計画の遂行には下記の課題をあげた。
・専門職の確保：現在は関係機関の支援を受けて事業を実施しているが、国、県からの支援が中止となれば町単独での専門職確保は困難となるので対策が必要。
・関係機関との連携：庁舎内連携が重要だが、全国にいる町民の健康の確保には県内外の関係機関との連携もが不可欠である。
・健康管理システムの充実：今後は支援専門職も減少していくので、必要なデータの作成が容易に行え、事業に活用しやすいシステムが必要。

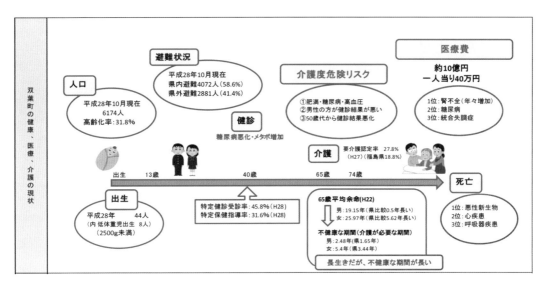

図10　健康ふたば21計画

最後に

　写真は2017（平成29）年度は仮設住宅で行われた「双葉町ダルマ市」である（図11）。2018（平成30）年度は双葉町の町民が多く暮らす復興団地で開催された。これから双葉町の報道があった時には、多くの皆さんが「復興を継続している双葉町」思い出して、心で応援して頂くことを希望する。

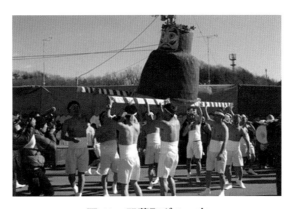

図11　双葉町ダルマ市

16. 災害時の保健活動における市町村や関係機関とのつながり

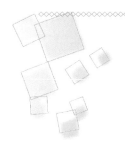

福島県相双保健福祉事務所

風間聡美

　福島県では、東日本大震災及び東京電力福島第一原子力発電所事故（以下、震災等という）により、放射性物質が拡散し避難指示が出され、相双地域の多くの住民が他の市町村に避難し、中には役場機能ごと他市町村への避難を余儀なくされている町村がある状況となった。

　そのような中、震災等直後から約1年間で18都道府県（特別区、政令市等を含む）から約7,500人の保健師等専門職を派遣して頂き、県内各地域で保健活動の支援を頂いた。

　現在、自治体等からの保健師派遣は終了しているが、他県から移り住み、被災市町村の保健活動に長期間継続して従事していただいている専門職の支援により、被災市町村の保健活動が何とか成り立っている状況となっている。

　本県の災害時健康支援活動について、フェーズ1「初動体制の確立」から、フェーズ4「復旧・復興対策期」をまとめると以下のような特徴が挙げられる。これは、地震、津波による災害に、原子力災害が重なった大規模災害での健康支援活動の特徴である。

1. 福島県災害時健康支援活動検討会による災害と健康支援活動の特徴

1）原子力発電所事故による影響

（1）震災直後、県内各地域の市町村では、自市町村の被災した住民のために避難所を開設していたが、原子力発電所事故での避難指示による浜通りの市町村からの避難者の受け入れを実施した。

（2）避難指示地域からの避難者に対する「緊急被ばくスクリーニング」に県保健師等が従事したことは、放射線に関する住民不安の増大に対して、情報不足のなか健康相談対応することとなり、不安、緊張のピークにある避難者の混乱を最小にとどめられた（図1，2）。

（3）一方、この業務従事により被災者健康支援活動へ県保健師等を配置することができず、避難所健康支援は市町村保健師等に任せざるを得ない状況となった。

（4）放射線による健康影響の判断が難しく、被災後、早期からの県外派遣チームの支援を受けられない状況となった。

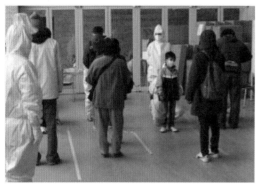

(出典：東日本大震災の記録と復興への歩み（2013（平成25）年3月福島県発行））

図1 スクリーニング検査（2011（平成23）年3月22日 男女共生センター（二本松市））

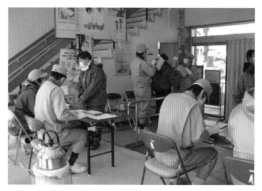

(出典：東日本大震災の記録と復興への歩み（2013（平成25）年3月福島県発行））

図2 スクリーニング検査（2011（平成23）年3月23日 相双保健福祉事務所）

2) 原子力発電所より30km圏内にある市町村や保健福祉事務所の活動

（1）屋内退避指示が出され外出が制限される中、ポケット線量計の所持やマスクの着用を条件として避難所の巡回健康相談活動等の開始となったが、外部からの応援チームが入らず、健康支援活動が円滑には進まない状況であった。

（2）被災、避難指示、屋内待避指示により医療関係職員も避難し、浜通りでは医療体制が崩壊した。特に、相双地域では管内に精神科医療が皆無となったことから、臨時の精神科外来を開設し、県保健師が診察補助等の業務を担った。

（3）全町（村）避難を余儀なくされた町村の職員は、住民と共に避難し、24時間働き詰めの状態で住民からの要望や苦情などの対応にも追われ疲弊していった。

3) 大規模一次避難所の長期運営と二次避難所の健康支援

（1）大規模避難所での健康支援活動を行う場合には、感染症の発生予防と発生時対応、プライバシーの保護、適切な食の提供、特に要配慮者や女性への配慮、支援者の健康管理等が重要であった（図3，4）。

（2）一次避難所生活が長期化することから、二次避難所として地域の旅館、ホテル等が活用された。

（3）二次避難所は県内各地に広範囲に設置され、その数が膨大となり、継続支援が必要な避難者の健康支援情報の伝達に時間が必要となった。

（4）二次避難所では、個室によりプライバシーは保たれたが、孤立化し、情報が入りにくいなどの課題がだされた。

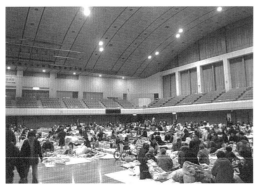

（出典：東日本大震災の記録と復興への歩み（2013（平成25）年3月福島県発行））

図3　大規模な一次避難所（2011（平成23）3月15日あづま総合体育館 福島市）

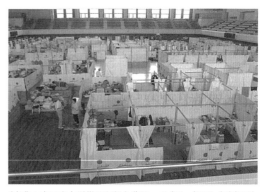

（出典：東日本大震災の記録と復興への歩み（2013（平成25）年3月福島県発行））

図4　大規模な一次避難所（2011（平成23）3月15日あづま総合体育館 福島市）

4）県内外への広域避難と広域支援

（1）避難指示が出された市町村のみならず、中通りなど県内各地からも自主避難した。
　　　（避難先は、県内各地にとどまらず、全国46都道府県へ）

（2）避難元市町村が行う健康支援活動は広域に展開する必要があり、県内については避難先を所管する保健福祉事務所が窓口となり対応した。

（3）避難者への対応は、避難元市町村から県内外の避難先市町村に依頼や委託等を行うこととなり、新たな事務作業が生じることとなり業務量が増加していった。

（4）浜通りの避難者の多くは、いわき市に集中したが、いわき市は中核市のため所管する県型保健所がない状況であった。本県では、相双保健福祉事務所いわき出張所を設置し、避難者の健康支援等に対応している。

5）避難生活の長期化

（1）相双地域の町村は、原子力発電所事故による避難指示や放射性物質の拡散により、役場機能を遠方に移した。

（2）「未だに帰還できない町」、「帰還できる地域が限定された町村」、「役場は帰還したが住民が戻らない町村」とその町村の状況により必要とされる健康支援活動が多様化、複雑化している。

（3）避難所、仮設住宅、復興公営住宅等へ何度も引っ越しをするたびに、健康支援が求められてきた（表1）。

（4）避難者は、慣れない土地での長期的な生活によるストレスや活動量低下から生活習慣病予備群になりやすく、要支援・要介護状態に容易に陥りやすい状況が続いている。

表1　住宅の整備状況（2018（平成30）年6月末現在）

応急仮設住宅管理状況	11,132戸（このうち入居戸数は、898戸）
借上住宅支援状況	3,847戸（一般 91戸、特例 3,756戸）※県内のみ
住宅再建状況	25,059件（進捗率 70.1%）※平成30年5月末

復興公営住宅等の整備状況

区分	整備予定	対象者	完成個数
地震・津波被災者向け	11市町 2,807戸	地震・津波により住宅に被害を受けた住民	2,807戸
原発避難者向け	県全体 4,890戸	避難指示区域の住民（解除区域除く）	4,707戸
帰還者向け	6町村 369戸	避難指示区域の住民（解除区域を含む）	283戸
帰還者・新規転入者向け	4市町村 147戸	避難指示区域の住民（解除区域を含む）自主避難者、新規転入者	92戸
子育て世帯向け	1市 20戸	18歳未満の子育て世帯（自主避難者）	20戸

出典：新生ふくしま復興推進本部（ふくしま復興のあゆみ）

　本県では、現在も避難元市町村が広域での健康支援活動に苦慮しているだけでなく、避難先市町村が住民票を持たない多くの避難者（被災者）を受け入れた中での健康支援活動を続けていくことについて、悩みを抱えている。

　健康支援活動は、地方自治体の枠で実施するため、県と市町村という関係のみならず、避難先市町村と避難元市町村の関係、県と中核市の関係など、自治体毎の調整や連携のあり方について考えながらの活動が求められている。

2. 福島県災害時健康支援活動マニュアル策定

　本県では、東日本大震災での健康支援活動の振り返りを行い、2015（平成27）年3月に「福島県災害時健康支援活動マニュアル」を策定し、今後の活動に繋げられるよう準備してきた（図3）。

　本マニュアルは、本県の保健福祉部に配属され、健康支援活動に従事する可能性のあるすべての保健師、管理栄養士、歯科衛生士に配付し、平常時から内容の把握や必要な資料等を準備できるようにしている。

　また、県内市町村でも活用できるような内容とし、災害時には県、中核市、市町村が連携した健康支援活動が展開できるよう配慮した。

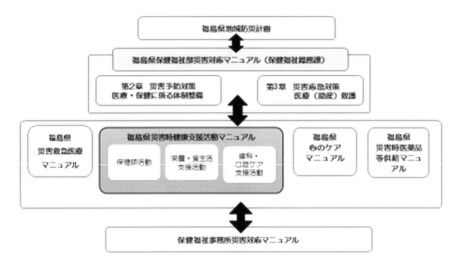

図3　福島県災害時健康支援活動マニュアルの位置づけ

3. 福島県の災害時健康支援活動における専門職のつながり

　震災等から8年が経過した現在でも多くの県民の方が、県内外での避難生活を強いられており、その住民の健康管理は、被災市町村が長期間になっている。

　現在も被災市町村の保健師等専門職が、被災者健康支援活動を継続できている背景として、以下の要因が挙げられる。

①県内外から健康支援に関わる専門職が支援に入り、今も継続して従事していただいていること

②各自治体の保健師が自治体の枠を越えながらどのように活動できるのかを考えてきたこと

③人材の確保には、国、県、市町村の努力だけでは十分でなく、福島県看護協会、福島県栄養士会、福島県歯科衛生士会など、地域の健康支援活動に関わる関係団体の協力があったこと

　いずれも欠かせない重要な要因となっており、今後も重要なことである。

　また、専門職の確保が大変重要な課題になっている（表2，図4）。

　現在、復興期における健康支援活動では、「被災者健康支援の継続と自治体における保健事業の再構築」という二つの課題に取り組んでいる。このことは被災市町村だけではなく、被災者を受け入れている市町村においても「避難している住民も含めた地域の住民生活に沿った活動」が求められており、大きな課題となっている。

　また、本県の保健師には、原子力災害による広域避難継続や住民の帰還が進まない中での健康支援に関する「市町村支援のあり方」が問われており、被災市町村と連携した直接的な県民支援を続けていくことの重要性を再確認したところである。

表2　専門職確保のメリット・課題（デメリット）

専門職確保の方法	メリット	課題（デメリット）
市町村正規職員	市町村の業務の全てが実施でき、継続性がある	定数枠の拡大が難しい、募集しても小規模市町村への応募がない
市町村臨時職員等	市町村で業務管理が可能	対応できる業務範囲が狭く、雇用に関する手続き等が必要
福島県任期付職員として採用し、市町村派遣	市町村の業務全てが実施できる 募集や採用等の業務が省ける	県の採用試験等に合わせ、要望時期が早い
総務省による自治体間派遣	市町村の業務を理解する専門職を確保できる	自治体の専門職が少ないため、長期派遣できる自治体が少ない
復興庁による派遣	募集や採用等の業務が省ける	保健師等専門職が少ない
県から県看護協会への業務委託し、市町村等で活動	募集や採用等の業務が省ける 行政の定数枠外のため、増員しやすい	現場活動が主になり、役場業務の全てを実施できない
県保健福祉事務所での専門職確保	役場機能から遠い地域の健康支援活動を依頼できる	保健福祉事務所毎の連絡調整が必要となる

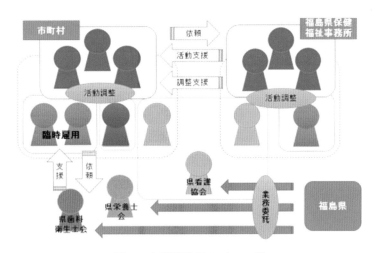

図4　専門職確保のイメージ

まとめ

保健師は、「その地域に住む住民の生活や健康状況を看て、今、何が必要かアセスメントし、最大限の対応を考え、実践することにより、住民の健康を守ることができる専門職」であることに忘れずに活動を続けていくことが重要である。

本県では、新たなコミュニティの構築や新たな町づくりと連動した「健康なまちづくり」を推進しており、今までの専門職のつながりを大切にしながら、今後も活動を続けていきたい。

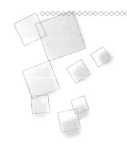

17. 住民の健康を守る保健師活動
～さまざまな支援者とのつながり～

一般社団法人福島県精神保健福祉協会
ふくしま心のケアセンター

渡部育子

1. 自治体保健師時代の地域保健活動～地域保健活動で大事にしてきたこと～

　私は長年自治体の保健師として仕事をしてきた。保健師として活動する中で、住民と協働で健康な地域づくりを目指し、専門職だけではなく暮らしの主人公である住民と共に活動する大切さを学んだ。実際の活動が始まる前段に開催してきた地区住民の委員会では、住民と職員が共に話し合うプロセスを通して住民同士が互いの存在を認め合い、自分たちができることは何かを語り合うようになった。地区では構想書を作成し、自分たちの手で活動を開始し継続している。

　こうした住民主体の活動は、職員が「支援する」姿勢から住民から「学ぶ」姿勢に変化し、協働を実感する仕事ができた。2005（平成17）年3月の町村合併を経て後輩の保健師に経験を伝え、退職するというシナリオを描いていたが、2011（平成23）年3月11日に発生した東日本大震災とそれに伴う東京電力第一原子力発電所の事故により、市は避難者の受け入れ等、これまで経験したことのない対応を迫られることになった。

　災害直後の混乱期には、市内18か所の避難所で他町村から避難された住民を含む被災者の健康管理を保健師同士で励ましあい、なんとか乗り切ることができた。避難所での健康支援を継続しながら放射線不安の強い母子保健分野で「母と子の放射線教室」を放射線医学研究所の協力を得て実施するなど、直面している課題に対応した。

　避難指示解除準備区域では「特別健康相談」として診療所の医師や応援に入った心のケアチームの協力で健康相談を行い、市内住民の健康管理にも取り組んだ。

　今まで経験したことのない原発災害後の保健活動から通常業務に戻るには時間はかかったが、市内の一部に出された避難指示解除準備区域の解除や、他町村から避難された住民の仮設住宅整備が進んだ2年後の2013（平成25）年3月に自治体を退職し、災害後に新設されたふくしま心のケアセンターに入職した。ケアセンターで保健師として今まで地域保健活動で大切にしてきたことが生かせるのか、不安を持ちながらの入職であった。

　私が地域保健活動で大切にしてきたことを表1、表2にまとめた。

表1　地域保健活動で大切にしてきたこと

- 住民のそばで暮らしを見る。（あらゆる場面で）
- そこに住む人たちの健康な暮らしを自分なりに考える。
- そのひとらしい健康な暮らしを仲間や住民と話し合う。
- そのために何が必要か話し合い、情報提供や関係機関に働きかける。
- 個人や家族のみでは実現できないことは地域の中で話し合い家族を取り巻く環境に働きかけ調整する。
- 地域で解決できる力をつけるためには住民同士が互いの存在や強みを認め合う場を持ち、それぞれの発言を支持する。

表2　地域に根ざす活動をするために大切にしてきたこと

1. 住民の力を信じること。
2. 待つこと。
3. 住民を支持すること。（例：それでいいよ）
4. 住民の背中を押すこと。（例：やってみて）
5. いつもそばにいるというメッセージをおくること。（例：困ったらいつでも相談して）
6. 住民同士をつなぐこと。（例：あなたと同じように考えている方がいるよ）
7. 健康づくりを協働する住民を育てること。
8. 地域全体をみること。
9. 失敗も大切な学びとすること。
10. 活動の成果を上司、同僚、住民と共有すること。

2. ふくしま心のケアセンターの概要、活動状況

1）ふくしま心のケアセンターの概要

　ふくしま心のケアセンターは2012（平成24）年2月に福島県から委託を受けた福島県精神保健福祉協会が開設した組織である。福島県民は放射線の影響により避難指示が出された区域の住民以外にも自主避難された住民も多く、心のケアセンターは駐在も含め県内全域、県外に多くの拠点を開設して活動を開始した。

　開設当初は基幹センター及び6方部3駐在体制であったが、支援対象である被災者の実情に合わせ、現在は基幹センター2か所（福島・郡山）及び4方部2出張所体制で活動している（図1）。

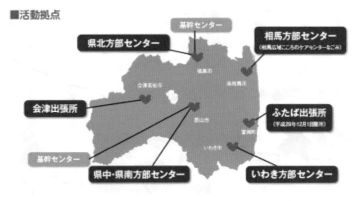

図1　ふくしま心のケアセンターの活動拠点

　ケアセンターの活動の特徴は多職種のチームによるアプローチができるという点である。図2にあるような専門職がチームで活動している（図2）。

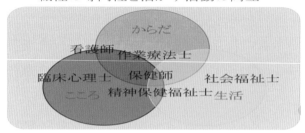

図2　ふくしま心のケアセンターにおけるチーム・アプローチ

2）ふくしま心のケアセンターの相談支援件数

　2013（平成25）年度から2017（平成29）年度までの相談支援件数は図3の通りである。

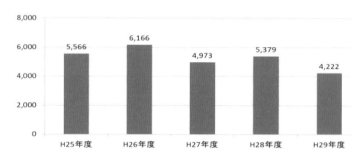

図3　ふくしま心のケアセンターにおける相談支援件数

3）ふくしま心のケアセンターの相談方法

　相談支援の方法別の経年的な推移は図4の通りである。訪問による支援がもっとも多いが、電話や来所相談も増えてきた。

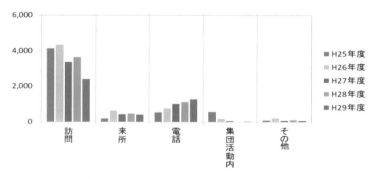

図4　ふくしま心のケアセンターにおける相談方法の推移

4) ふくしま心のケアセンターの被災者相談ダイヤル（ふくここライン）

　ふくしま心のケアセンターでは被災者専用の電話相談を行っている（図5）。専用ダイヤルにより県内外からの相談に対応している。

一般社団法人 福島県精神保健福祉協会
ふくしま心のケアセンター被災者相談ダイヤル
"ふくここライン"
024-925-8322
（平日 9:00〜12:00／13:00〜17:00）
専門の相談員がお話をおうかがいします。ご相談内容など、秘密は守ります。

＜相談ダイヤルにおける主な対応＞
■ 相談者の話を聴き、問題を整理する。
■ メンタルヘルスについての助言をする。
■ 社会資源の情報提供や紹介をする。
■ 直接支援（訪問）につなげる。

図5　ふくしま心のケアセンター被災者相談ダイヤル

　"ふくここライン"の相談内容は表3の通りである。

表3　"ふくここライン"の相談内容

内容
・悲嘆：津波で家族を亡くした。あれから7年経過し、徐々に生活は落ち着いてきたが今になって悲しみの感情が強くなり涙が出る。
・記念日反応：震災以降、2月から3月にかけて気持ちが落ち着かなくなる。
・トラウマ：生きていることに罪悪感がある。不眠が続き悪夢もみる。震災を思い起こさせるようなテレビ番組は見ないようにしている。
・放射線不安：放射線不安が高まり仕事に行けなくなった。原発事故がなければこんなことにはならなかったと怒りがこみ上げる。
・家族関係の悪化：震災後家族関係が悪化し、孤独を感じる。生活に意欲が持てず、不安を感じる。
・避難者差別：県外で暮らしているが、避難者であることを隠している。偏見と中傷にさらされ居場所がない。

　"ふくここライン"の相談対応件数は年々減少傾向にあるが、1件当たりの相談対応時間は増加している。専門員の対応としては、傾聴を基本に相談者の求めに応じ助言や関係機関の紹介や相談者の抱えている問題を整理しながら相談者が優先順位をつけやすくしたりするなど相談者に寄り添った支援を心掛けている。新規相談者より継続相談者が増加している傾向である。

3. 福島県特有の問題

東日本大震災による地震・津波災害は東北沿岸部を中心に広範囲に及んでいるが、福島はさらに原子力災害という日本では過去に経験のない被害を受けた。それを福島特有の問題として表4にまとめた。

表4　福島県特有の問題

- ・大規模な地震及び津波被害+原子力災害という前例のない状況。
- ・今まで誰も経験したことのない支援を行わなければならない難しさ。
- ・震災から7年が経過し、問題の個別化、生活再建の格差が生じている。
- ・避難指示から避難指示解除に伴い、住民帰還の動きや制度の変遷により、一度落ち着いてきた現象（たとえば放射線への不安など）が再燃するなどの状況も見られている。
- ・被災者の中には、自身の思いや問題を周囲に話すことができない人が多い。
  - →転居先で避難者だということを隠しながら生活している。
  - →転居先での孤立感があるが誰に相談すれば良いのかわからない。
  - →県外から福島に戻ってきても、ずっと福島で生活していた家族や親せきには不安な気持ちを話しづらい。
  - →避難先に住宅を再建しても「本当にこれで良かったのか」と気持ちがゆらぐ。
  - →転居を何度も繰り返し新しいコミュニティになじめない。

4. 保健師として多職種の中で何ができるか模索

ふくしま心のケアセンターでは保健師として何ができるかを模索してきた（表5）。特に被災自治体保健師は本来の業務再開に加え、復興関連業務や関係機関との連携等の増大など多忙を極め、心のケアセンターとして出来ることは何かを考えてきた。帰還した住民と協働した認知症予防の取り組みなど自治体への支援も行った。

表5　心のケアセンター保健師として多職種の中で何ができるか考えたこと

- ・専門職として広く地域を見る視点を生かす。
- ・チームで支援する強みをメンバーが互いに確認する。
- ・自治体時代とは異なる活動範囲（広域）を持っているのでそれぞれの自治体保健師を応援する
- ・震災後の復興中にありながら地域住民と協働した活動をしたいと考えている保健師の力になる。
- ・ストレスの多い職場環境になってきているので支援者のメンタルヘルスに力を入れる。
- ・福島からの震災後活動など情報発信を継続する。

5. ふくしま心のケアセンターでの新たな役割

入職当初、ふくしま心のケアセンターは、震災後新しい組織として開設されたばかりで

あり、運営や各拠点での活動が統一されていなかった。特に意思決定に関するルールが不透明であり、毎月開催される会議では意見は出るものの何が決まって何が保留なのか不透明で、長時間に及ぶことが多い割には満足できる内容にならず参加する職員は戸惑っていた。

　私が最初に配属されたのは県中方部センターで、専門職員10名のチームであった。チーム員の意見を聞きながら心のケアセンターの全体会議に出席し、活動上の問題点などの意見を述べた。また、組織としての意思決定のルール作りや各拠点の活動が相互に分かるような会議開催を提案するなど自治体保健師での経験を生かした組織づくりを進めた。なお、期待された役割を表6に示す。

表6　ふくしま心のケアセンターで期待された役割

・組織内の調整
　ラインの明確化：基幹センターと各拠点（各方部センター、駐在）の役割
　会議の透明性：各会議の設置要綱作成し議事録作成し意思決定ルールづくり
　人材育成：新任職員に対する研修
　職員のメンタルヘルス：保健委員会の立ち上げ（病休、退職職員への対応）
　危機対応：職務中のアクシデント対応マニュアル作成・相談ルート作成
・関係機関との連携
　国、県：ふくしま心のケアセンター委託先に対して、センターの事業計画及び実績報
　　告などを行い、経年的な活動データから今後の活動継続の必要性を説明する。
　自治体：被災自治体保健活動への補完的な支援から始まり、専門性が求められる組織
　　としての活動実績を周知し信頼関係を構築する。
　社会福祉協議会：社会福祉協議会で設置している生活支援相談員（被災者の見守りを行
　　う支援者）と連携を図るため県社会福祉協議会の定例会議に出席し意見交換を行う。
　復興支援団体：復興公営住宅での自治会立ち上げ支援を行っているNPO法人「みんぷ
　　く」や放射線リスクコミュニケーション相談員、生活再建支援団体等に対して心のケ
　　アセンターの活動を紹介し連携強化を図る。
・外部機関への情報提供、活動報告
　被災3県合同会議：岩手、宮城、福島3県の心のケアセンターが合同で研修会や意見
　　交換を行い、互いの活動に生かすためふくしま心のケアセンター活動について発言。
　取材対応：新聞社などの報道機関からの取材に応じ、ふくしま心のケアセンターの活
　　動実績や抱えている課題等について説明した。福島特有の放射線による被害と避難
　　者の生活やメンタル面について理解を得ることにつとめた。報道の影響は大きいた
　　め、理解を得られるように丁寧な対応を心掛けた。
　学会発表：日本トラウマティック・ストレス学会や日本精神神経学会のシンポジウム
　　にシンポジストとして出席し、ふくしま心のケアセンターの活動を報告した。福島
　　の状況を全国の専門家に知ってもらう機会であった。
・身近な相談役
　　ふくしま心のケアセンターの専門職員数は40名程度である。専門員として活動上の
　悩みやチーム内部のコミュニケーション、管理職としての対応等への相談など身近な相
　談役としての役割もあった。

6. これからの保健活動への期待

1) 東日本大震災後の様々な問題はあるが新たに生まれた出会いや活動
- ・新たに生まれた活動
    南相馬市小高区で始まったプラットホーム
    川内村生き生き高齢者なり隊ふやし隊
- ・新たに生まれた出会い
    全国各地からの支援者との交流・学び
- ・新たに身につけた知識や活動の広がり
    レジリエンス、あいまいな喪失
    クラフト→県保健福祉事務所、中核市保健所でアルコール家族教室で取り組む
    ハッピープログラム（節酒指導）→市町村で住民に対する周知と実践

2) 東日本大震災後の保健活動への期待
(1) 住民との協働
- ・福島では原子力発電所事故後多くの市町村に避難指示が出され、住民や自治体機能も避難せざるを得ない状況であった。現在は復興が徐々に進み、除染などで放射線量が低減した地域の避難指示が全解除、一部解除など地域差はあるものの徐々に元の市町村に戻る住民も増えている。
- ・住民の帰還が始まると避難前とは違う課題が見えてきた。中でも避難先で利用していた医療機関や福祉施設等の社会資源の不足は深刻であり、利用するには移動手段を確保しなくてはならないため、自家用車を運転できる元気な高齢者しか戻れないという状況も生まれている。自治体は送迎車を調達するなど移動手段を確保する動きがある。
- ・このような地域で保健活動を展開していくためには住民との協働が必要ではないかと考える。たとえば社会福祉資源が不足しているのであれば、住民と現状について共有し、ボランティア活動を生み出すチャンスかも知れない。また、医療機関の不足からは予防活動の強化を働きかけるチャンスともなる。
- ・「認知症予防」から『たとえ認知症になっても生き生き暮らせる町づくり』を住民と協働で始めた自治体の保健活動など、災害後の健康なまちづくりを構想する保健師を応援する。
(2) 住民支援の視点
- ・東日本大震災前には気付かなかった住民一人一人の関係性が心の安定にどれほど大切かを痛感している。住民のもつ強みを見出し、背中を押すことも必要である。
- ・心のケアセンターでの活動からは、住民のメンタル的な不調はなかなか表れにくいと感じた。保健師は様々な場面で住民との出会いがあるため、心のケアの視点を持ちながら対応してほしい。

終わりに

　大規模災害は多くの被災者・避難者が困難に直面し、行政に求められる支援内容も複雑で現場では判断が難しい場面も多く、各自治体では初期対応から中長期的な対応までを視野に入れた災害対応マニュアルの作成が進んでいる。特に、自然災害に加え、原発事故が発生した福島での複合災害経験からは、平時の保健活動の中に放射線に対する知識と対応を身に着けておくことが必要であると痛感した。

　緊急時も保健師は住民の一番身近な存在であり、不安に応え、寄り添う支援が求められた。

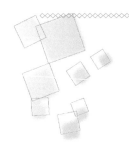

18. 住民の健康をまもるふくしまの保健師活動
～災害後の保健活動から得たもの、今後の活動につなぐこと～

福島県会津保健福祉事務所
黒田裕子
上智大学総合人間科学部
久田　満

　東日本大震災・東京電力福島第1原子力発電所事故から8年経過したが、今だ4万人(自ら住宅を取得した方や復興公営住宅等に入居された方を含まず)を超える県民が、県内外で避難生活を続けており、避難者健康支援活動は現在進行形である。

　これまでに福島県内の保健師が取り組んできた保健活動を振り返ると、震災・原発事故による避難者の対応、保健事業を立て直し住民に提供できる体制づくりを多くの困難を抱えた状況下で取り組んだ。また、今まで経験のない放射能対策の保健事業を新たに立ち上げ、住民が抱える見えない不安や恐怖を受け止め軽減させる対応を行うと共に、県民の主体的な活動や県内外からの支援者とのつながりを持ち地域保健活動を充実させた。さらに県外から応援が入らない事態や県外への避難者支援従事のために不足した県内の健康支援スタッフの確保や供給体制づくりも求められた。

　福島県内の4名の保健師が取り組んできた活動の報告を通して、被災地の復興とこれからの地域保健の発展につながることをめざし、福島の保健師活動を振り返るシンポジウムを持った。ここでは、福島の被災と避難の概要、保健活動の体制と保健師活動の概要を述べるとともに、活動を振り返り平時の業務に活かすことや未曾有の災害の経験や課題について機会を捉えて発信する機会となった自主的勉強会についても述べたい。

1. 震災・原発事故による被災と避難の概要

　福島の被災の特徴は、大地震、大津波、それに起因した原発事故、それに伴う風評被害という連鎖した激甚災害にある(図1)。

　2011年3月11日14時46分に震度6強の地震に見舞われ、中通り、浜通りを中心としたライフラインや交通網の遮断、建物の倒壊、灌漑用ダム湖堤防の決壊、崖崩れ、太平洋沿岸部の大津波による甚大な被害を受けた。

　地震動と津波の影響により原発の冷却装置が作動不能となり炉心溶融や原子炉建屋等に水素爆発が起き、原発から3キロ圏内避難指示が出された。放射性物質の大量放出を避けるための作業は難航、被害は連鎖的に大きくなり、3月12日には、10キロ圏内、さらに夕方には20キロ圏内と次々に避難範囲が拡大された。相双地域の避難者は、地震、津波、

> ・ 大地震、大津波、
>   それに起因した　原発事故
>   それに伴う　風評被害　　連鎖した激甚災害
> ・ 主な避難理由
>   原発事故による　　　　強制退去と自主避難
> ・ 9町村が県内外に役場機能を移転

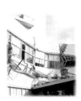

図1　東日本大震災・福島の特殊性

原発事故の複合災害による緊急避難のため、着の身着のままでの避難を余儀なくされた。自衛隊あるいは警察の誘導で家族バラバラに避難したため、暫く所在が分からない方々も多かった。

　3月15日から20～30キロ圏内に屋内退避指示が出され外出が制限された。発災直後は市町村内の地域に避難し、範囲拡大によって近隣市町村へ、更に県内外へと数回以上の移動が行われる状況であった。避難者数は、避難指示による強制退去の他、自主的避難を含め約10万人が県内、約7万人が県外へ避難した。

　全町村民の避難を余儀なくされた

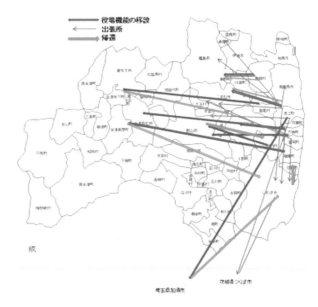

図2　被災役場機能の移設

双葉郡8町村及び飯舘村は、復旧、復興の中枢である役場機能の移転や出張所開設をせざるを得ない状況となった（図2）。

2. 震災関連死の状況

　震災直後の死者数は、沿岸部の津波被害によるものが大きく、震災被災3県（岩手県、宮城県、福島県）の中では他2県に比して少なかった。しかし、避難指示により移動を余儀なくされた本県だけは、発災後7年以上が経過してなお関連死は増加している（図3）。

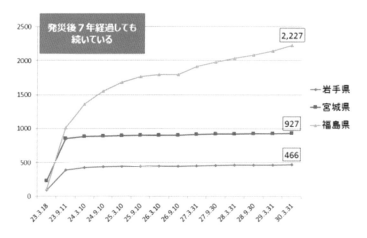

図3　震災関連死の死亡者数の推移

3. 福島の地理的特徴と被災者の避難の状況

　事故当初は福島原発から20キロ圏が避難指示、20から30キロ圏に自主避難要請が出された。中通りの福島、郡山へは原発から50キロ以上、会津へは100キロ以上ある。浜通りの西側には阿武隈高地が南北に走っている（図4）。浜通りからの避難者は阿武隈高地の細い県道をぬって中通りにたどり着き、更に西側には奥羽山脈が南北にあり、これを越えて会津地方へと避難を何回も繰り返さざるを得ない状況だった（図5）。

　また、避難指示範囲が拡大されるに伴い翻弄される状況も生じている。原発周辺2キロ圏内の避難者を受け入れた市町村では避難所開設し炊き出し支援している中に、20キロ圏内の避難勧告が出され自らが避難開始せざるを得ない体験をしている。さらに20〜30キロ圏内の自主避難者が続いて避難を始めている。県内での避難は、震災2週間後は中通りの福島、郡山中心に、震災2か月後に

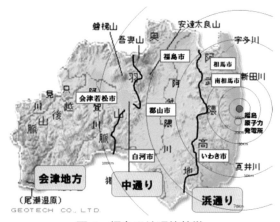

図4　福島の地理的特徴

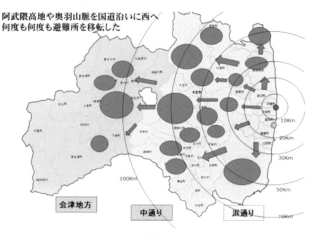

図5　県内の避難状況（震災直後）

は会津地方に多く避難しており、1年7か月後にはふるさとに近い浜通りの相馬やいわきへ避難者の移動が集中していった(図6)。避難生活と帰還に伴う移動は現在も続いている。

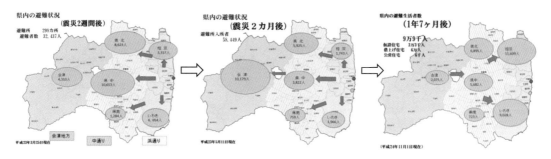

図6　県内の避難状況（震災2週間後〜1年1か月後）

　県外への避難者は、2011（平成23）年3月のピーク時に6万2千人が全国に避難している。現在も3万3千人が、全国46都道府県すべてで避難生活を送っている状況が続いている。

4. 災害時健康支援の体制

　県内は13市、31町、15村の59自治体、保健活動の圏域は、県内7圏域で、県型保健所は県北、県中、県南、会津、南会津、相双の5カ所、中核市保健所が震災当時は、郡山市、いわき市の2カ所であった(図7)。

　発災直後は、各市町村による地震、津波による被災者の救護、避難所開設が始められた。原発事故による避難指示に伴い避難する県民の緊急時被ばくスクリーニング検査を県保健所が要請され対応した。原発立地周辺からの避難者は、医療機関受診、旅館等の宿泊、避難所入所にあたり被ばくスクリーニング結果の証明が必要とされ、検査対応が優先された（図8）。保健師によるスクリーニング対応は、不安や緊張のピークにある避難者の混乱を最小限にとどめたと評価されたが、健康支援活動に保健師を配置できない期間が生じた。

　さらに、原発事故の影響により、発災後約3週間程度、県外などから派遣応援は入らなかった期間とも重なり、避難所対応の

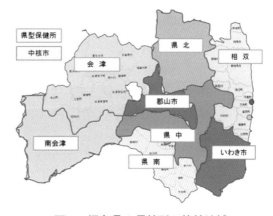

図7　福島県の保健所の管轄地域

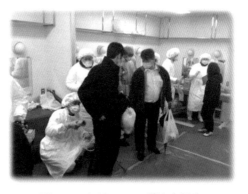

図8　スクリーニング検査対応

市町村負担は増した（図9）。

いわき市は大規模な震災・津波被害の上、原発周辺地域からの避難者を受け入れることに伴う業務が膨大し、市の対応が困難となり、県機関の設置の要望が出された。2011（平成23）年9月、県いわき地方振興局に2名の県保健師を派遣し、相双保健所の副部長職の保健師が、南相馬からいわきまで片道3時間半の出張をして指揮をとった。12月に副部長と事務職を派遣、2012（平成24）年1月には駐在を経て、6月に

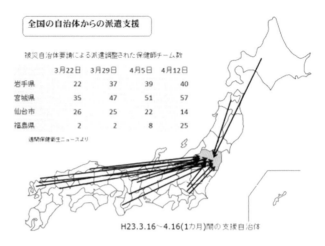

図9　全国の自治体からの派遣支援

所長職を配置し相双保健所いわき出張所が誕生、7月にスタッフ増員し、双葉8町村といわき市の連絡調整、相双地域からの避難者支援活動を担う体制がとられた。震災から1年3か月後に、県型保健所に出張所1か所追加された。

5. 県内保健師活動の概要

県内の健康支援活動は、被災直後の避難支援、一次避難所、二次避難所、仮設住宅、借り上げ住宅そして復興公営住宅や災害公営住宅へと支援の場を移しながら、その時々の課題に応じて、県と市町村保健師が、県外からの保健師等の派遣者の支援を得て、住民、関係機関や団体と協働しながら取り組んできた。

1）発災から一次避難所（原発周辺地域）

各市町村の体育館、学校などに次々と一次避難所が設置され、市町村保健師は避難者の救護、避難所運営にあたっているさなか、福島第一原発の避難指示（3km圏内、10km圏内、20km圏内）が次々に出され、全町村避難では、緊急の圏外への避難誘導、バス移送による住民の安全避難の役割を担った。パニックに陥る住民の対応をする過酷な状況に置かれた。どこへ行くかの情報もなく避難先も中通りや会津地方へと何度も変わり、行く先々で治療可能な病院や薬剤の確保、避難所での感染症の予防・対策にあたる。避難先でも病院・薬局は被災しており、かつ医療従事者は避難して閉鎖され

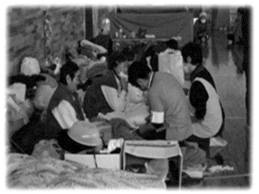

（2011（平成23）年4月　相双保健福祉事務所）

図10　一次避難所（南相馬市）での健康支援

ている所が多く、物流も遮断し日用品さえも不足した状況の中、避難先市町村保健師と情報共有、役割確認しながら支援にあたった（図10）。

　20km圏外の役場機能維持した市町村では、避難所対応と同時に避難できない、避難したくない、寝たきりやがんの末期で退院を余儀なくされ自宅にとどまっている住民・家族への家庭訪問も行われた。発災後10日から浜通り町村への県内保健師等応援派遣が開始できた。

2）発災から一次避難所（受入れた地域の活動）

　中通りでは震災直後、地震被害により住民が避難していた所に、原発周辺地域の避難指示による住民が次々に避難してくるため、避難所を次々に増やした。急遽、廃校を避難所とするために、片付け清掃やストーブ、毛布等配備、炊き出しを地域住民が率先して協力、乳幼児の入浴のため自宅風呂の開放を申し出る住民など地域力を実感した。避難者の中の専門職が血圧測定やケア対応を協力したり、病院送迎を住民がかって出るなど混乱時でも住民の力があった。

　保健師は増加する避難所の巡回支援（環境衛生確保、健康相談、医療提供調整、施設入所調整など）を行った。

　一次避難所は、発災後5日目には県内52市町村に556か所に及んだが、原発事故の影響により、発災後約3週間程度、県外などから派遣応援は入らず、県内の大学や病院の看護師など関係機関の協力を得ながら、市町村保健師は最前線で避難所を中心とした対応に追われた。

　県保健師は当初、避難指示地域からの避難者を円滑に受け入れるため、スクリーニング検査要請に24時間体制で対応し、その後市町村と共に避難所巡回支援を開始した。ガソリン不足もあり支援行動が遅れ、かつ制限された。職員は通勤のガソリンもなく職場に寝泊まりし業務従事した。

3）二次避難所へ（被災後1か月〜3か月頃）4〜6月

　体育館などの一次避難所からホテルや旅館などの二次避難所へ移動がすすみ、食事や住環境は改善され、プライバシーも保てるようになった反面、閉じこもりなどの健康問題が生じた。

　県内に広範囲に分散された膨大な数の二次避難所巡回、家庭訪問などを県と市町村が役割分担し、他県からの支援チームが入るようになってからは支援者調整を行いながら、個別訪問による健康調査や健康支援活動を行った。

　避難の長期化はイコール避難自治体職員の長期間労働でもあり長期間休めない状況が続いており職員の休養確保、支援者支援が必要とされた。

4）仮設住宅や借上住宅へ（被災後4か月〜6ヵ月頃）6〜9月

　応急仮設住宅が建設され、居所が確保できるようになったが、県内各地の住宅へ各地域から入所が決まるため、市町村や地域単位の入居はできず、支援も市町村を越えた支援が

必要となった。

　長期にわたる避難生活に疲弊、生活の先が見通せない、新たな健康問題（不眠、高血圧、飲酒、閉じこもりによる機能低下）を持つ住民も多くみられ、各関係機関や団体スタッフと連携支援した。

　新たなコミュニティとして仮設での自治活動が生まれつつある一方、借上住宅では避難していることを明かせず孤立する傾向がみられた。健康栄養・歯科相談対応したサロンの開設も進め、生活習慣病予防をはじめ従来の保健事業の再開に取り組んだ。避難者の移動が広域化、分散化に対応するには支援専門職が不足、特に浜通り被災市町村の業務量増大へ対応が求められ、県外からの派遣協力に加えて、基金活用による専門職確保に取り組んだ。

5）避難指示区域における保健師活動

　3月14日未明に「老健施設、病院等の20km圏内から逃げ遅れた人々のスクリーニングを行うこと」の指示を受けて、施設や病院に寝たきり状態等で入所・入院している自力では避難できない人の移送依頼と緊急被ばくスクリーニングに取りかかり、本来動かすべきではない人も多いこの異常な状態に、皆がやりきれない思いを抱えながら翌未明までに800人以上を送り出した。

　翌日朝から住民のスクリーニングを開始。自主避難にあたり「放射線汚染がない」

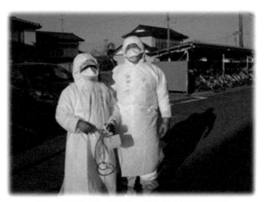

（2011（平成23）年3月　相双保健福祉事務所）

図11　屋内退避指示区域での巡回活動

証明がないと避難所に入れず、福島からの避難は被曝者扱いをされる、放射線をうつされるという誤った情報による不当な扱いを受ける実態があり、スクリーニングは必須だった。

　スクリーニングが落ち着き始めた3月20日頃から保健師は交代で、30km圏外から避難所巡回に取り組んだ。保健所が約25km地点の屋内退避指示区域にあり、行動制限がかけられる中「ポケット線量計の携帯、マスク着用し短時間であれば外にいてもよい」（国通知）を得て、避難所巡回、在宅寝たきりや障がい者の家庭訪問による健康確認、医療救護活動をした。屋内退避指示解除の4月22日まで1か月以上防護服の対応が続いた。

　また、精神科病院は全て休診、診療所も調剤薬局の休業等で診療できず、残された精神科疾患患者は不安、パニック状態に陥り、連日電話で悲鳴のような訴えが続く状況に、保健所長が県の精神保健福祉センターに臨時外来開設を要請し、3月25日に公立総合病院での精神科臨時外来が立ち上がり、県内外からのスタッフ応援を得て保健所保健師も外来診療にあたった。

　心のケアチームにより、精神科通院患者の治療の継続、地震や津波被害によるPTSD等への対応、長引く避難による適応障害やストレスへの対応ができるようになったのは、

30km 圏外は発災後 2 週間以上、30km 圏内は 1 か月以上過ぎてからだった。

6) 放射線健康被害への対応

　事故直後は、原子力災害初動体制になり、県内全保健所の保健師も緊急被ばくスクリーニングの要員となった。原発立地地域では例年行われる訓練を受けているが、それ以外の地域のほとんどの保健師は初めての業務であり、放射線の充分な知識は持ち合わせていなかった。

　住民の放射線に対する不安は大きく、特に子どもを持つ親からは母乳で育てていいのか、ここに居ていいか、何を食べたらいいか、防護する服装はどうするのかなどの相談に対応したが、知識も情報も不足して安全性の明快な対応はできなかった。健康相談、講演会や親子放射線教室などの平時の保健活動で培われた方法論を活用して、できる限りの住民への情報提供と相談体制をつくった。

　環境モニタリングや個人線量計による計測、ホールボディカウンターによる内部被ばく検査、食品検査、母乳検査などの体制が整い、正しく知る機会は増えたが、特に子どもを持つ親の不安は大きかった。また、放射線被ばくに関連した偏見、心ない発言によるストレス、避難の長期化によるうつ傾向など心のケアの重要性が増した。保健師たちは自分たちも先が見えない不安を持ちつつ、県内外の放射線関連専門家のアドバイスや支援を得ながら、放射線健康被害を最小限に予防する取り組みを考え続けた。

7) 復興公営住宅・災害公営住宅、自宅再建へ

　仮設住宅から住宅再建する方々、県内各地の復興公営住宅へ転居する方々の移動に伴い、自治体を越えた遠方への転居も多く、継続的な健康支援が行われるための支援者間の引継が行われた。

　復興公営住宅への入居で生活が安定する一方、転居の負担、新たな土地で不安、孤立が課題となった。入居者の多くが高齢者夫婦や単身世帯であり、健康相談やサロン活動が地域の関係機関と協力しながら続けられている。

　地元市民との交流をすすめ、地域の一員として暮らせる地域づくり支援が行われている。避難元のつながりを持ちながら新たなつながりをつくるという理想の状況には至っていないが、地域包括支援センターや地域自治会の働きかけが継続した地域で笑顔が少しずつ広がっている。一方、広域避難により自宅から 100 キロ以上離れた地で、8 年が経過した今、原発による強制避難時の恐怖、理不尽さへの怒りなどをようやく語ることができ心の回復傾向が見え始めた方もいて、個別の丁寧な訪問相談の継続性が求められる。

　避難指示の解除に伴い、町村役場機能が帰還をすすめ、住民もやっと故郷に戻れる時を迎えつつある。これからの保健活動の方向性を検討し、住民の健康課題に応じた保健事業を効果的に行うための保健計画策定に取り組んでいる町、健康づくりが意味をなさないのではないかと感じた震災直後の辛い時期を越えて、行政でできることの限界や住民の支えあい、新たなコミュニティへの住民力を体験し、共に生きるためヘルスプロモーションの理念で一歩前にすすむとした市など、着実な復興から発展へ保健活動が展開されつつある。

6. 災害後の保健活動から得たもの、今後の活動につなぐこと

1）放射線汚染のスクリーニング、住民への対応

　発災直後、県保健師は、市町村が一番困難な時期に支援に入れない自責感を持ちながら緊急被ばくスクリーニング検査に24時間体制で従事した。避難する住民は、スクリーニングを受けるために長時間待たされることもあり、県外には検査体制がないためスクリーニングを受けに県内に引き返さざるを得ない例もあった。有事の際には、専門知識と技術を持ち、速やかに県内でも県外の避難先でもできるスクリーニング検査体制が求められる。

　発災時は水素爆発や蒸気漏れ、冷却水漏れなどによる大量の放射性物質の放出がもたらす影響や、実際に降り注いだ放射線量の情報もなく、住民の不安への対応を求められた。県内外の放射線関連専門家のアドバイスを得ながら健康相談、講演会や親子放射線教室など住民への情報提供と相談体制を整え、線量計やホールボディカウンター、食品検査による放射線を正しく知る機会を周知し、放射線関連による偏見や不安対応する心のケア事業を立ち上げた。対応に苦慮する中で、地域の放射線量を知る、情報や知識を提供し各自が判断できるようにすること、そのうえで個人の選択を尊重することが重要であった。

　今後に向けて、関係者すべてが、起こりうる事態を想定し、訓練や研修を行う必要がある。原子力災害は、避難生活は長期に渡り、広範囲に避難が及ぶことを予測し、住民も含めた支援計画の立案、特に早期からの支援の必要性が高い母子への支援計画、連携策を平常時から検討しておく必要がある。

2）保健師の地区活動、住民の主体的な協力、地域づくり

　避難所の設営、運営、さらに避難者の生活支援などに地域の住民、ボランティアや関係者がすすんで協力し、支援活動が円滑にすすめられた例から、保健師は地域における住民の組織力、行動力に励まされ心強さを感じ、平常時の保健師の地区活動で培われたつながりが有事に生きる体験をした。地域における自治会や保健協力員、民生委員、食生活改善推進員など住民組織と関係機関、団体と日ごろからの関わりを密にし、地域にある資源を把握し、日ごろの健康な地域づくりをすすめること、住民主体の地域づくりが災害や緊急時の備えを厚くする。

　今後は、市町村保健師の地区活動を基盤とした住民や関係者との連携、平時の地区活動によるソーシャルキャピタルの醸成に力点を置くこと、さらに地域でどのような暮らしをめざすか、あるべき姿を共有し、その実現に向けて必要な地域での取り組みをしていくことが必要である。

　しかし、原発立地地域では、保健活動を展開する場である地域は、原発からの距離と放射線量によりモザイク状に管理指示が異なる状況におかれ、緊急避難指示により住民の所在は、広域化、分散化し、家族分散、近隣住民との分断、地域コミュニティのつながりをなくした。

　地域の健康に責任を持つ保健師は、常に住民の傍にいて可能な限り予防的に対処し、安

心できるように、県内外に分散した住民の健康状況を把握し健康管理したいと奔走し続けている。原発避難者特例法等制度や自治体間の協力を得てもなお多くの課題を残している。

3）災害時の活動マニュアル、活動体制

　発災直後は救護活動、避難所設営・運営にあたり、刻々と状況が変化する現場で、対策本部ともほとんど連絡がとれない情報不足の中、即時に判断を求められ、その時の最適を考えて行動してきた。県内保健師の置かれた時と場所は違っても、同じ経験をしている。

　この経験を振り返り、市町村、保健所、本庁の情報共有から役割について記載した「福島県災害時健康支援活動マニュアル」が 2015（平成 27）年 3 月に策定された。県として保健師、栄養士、歯科衛生士の保健専門職全員が異動時も常に持参し、災害時に備えることとし、年度当初に災害発生時の派遣配置計画を立てている。県内市町村にも配布され、年度当初には、災害時健康支援の連絡担当者を確認、把握して緊急時の連携に備えている。

　今後さらに、災害時の情報を正しく、双方向に伝え合うために、また、必要な対策を立案・指示が迅速に出せるように、災害対策本部への保健師の配置・参画が必要である。さらに、発災後の初動期に保健所はできる限り市町村に出向き、俯瞰的にニーズをとらえることが求められることから、リエゾン派遣体制も組む必要がある。

4）シンポジウム開催の背景・学びや情報共有の場

　福島県には、自主的な勉強会「福島地域保健研究会」がある。県内の保健所、市町村や大学などの医師、保健師、栄養士などの専門職や行政職を会員とし 1989（平成元）年に設立した。地域の保健活動をいきいきとやりがいのあるものとするために、活動事例の検討会や講演会・研修会を開催してきた。2010（平成 22）年度までのニューズレター発行は 71 号を数え、脈々と学習の場として続いてきたが、震災以降、全員がそれぞれの地域で、業務も多忙を極め、避難指示地域の会員をはじめ会の運営は困難となった。そのような中でも、震災の年に～放射線健康被害～安心と不安のはざまで「健康をまもり福島で生きていくために」特別セミナーを開催、翌年の 2012（平成 24）年に、「全国いきいき公衆衛生の会サマーセミナー in ふくしま」を共催し県内外へ活動報告の場を持ち、2013（平成 25）年には「低線量放射線の健康影響を乗り越えよう」研修会を開催するなど会員を中心とした情報共有の機会を作ってきた。

　震災後 3 年目の 2014（平成 26）年度に、会員や保健師等を対象とした支援者のワークショップを企画した。それまで話すことのできなかった体験を語り、気持ちの整理をすると同時に、災害対応体験から何を学び、これから何が必要なのかを話し合う機会を作った。長期にわたる被災対応に疲弊していた参加者が体験を共有、共感し今後も活動を続けるためのエネルギーを得ると同時に、体験から得た多くの学びを平時からの業務に活かすことやこの未曾有の災害の経験や課題について機会を捉えて発信することの重要性が語られ、控えめで人前に出ることの苦手な福島の保健師が、今回の第 77 回日本公衆衛生学会総会でシンポジウム報告をすることになった。

　広い福島県内の市町村、県、大学や関係機関の医師、保健師、栄養士など地域保健活動

を担う職員が共に学び、情報を共有する場で知り合い、日常の仕事でも連絡しあえる関係が、災害時の支援に影響し機能した。これからもこの貴重な学びと共有の場を持ち続けていきたい。

おわりに

　震災と原発事故後の福島、原発のある浜通りの人々は、もぎとられ根こそぎ流された。流れた先で根を張ろうとする姿や故郷に戻って根を張りなおそうとする姿がある。中通りや会津地方は、もぎとられはしなかったが、踏みつけられ枝葉が折れた。折れた枝葉を懸命に起こそうとする姿がある。

　理不尽さに怒りながらも暮らしを守り続ける県民のしなやかで力強い動きは、先輩たち、先人たちから脈々と受け継がれてきた動き、地域を愛し大切にしてきた県民魂でもあるように思う。　震災対応に心折れそうになった時、「嵐をこえて、雪崩に耐えて、豊かなふるさと福島をつくろう」県民の歌が、心の底から支えになったという職員は多い。

　住民の願い、健康な暮らしの実現のために、地域に根ざす保健活動を、科学的な根拠を持った有効な方法を取り入れつつ、しなやかな保健活動を丁寧に続けていくことが求められている。

　福島での経験から他の原発立地地域へ、どのような予防が必要かとの問いには、事故は起こりうると想定し対応訓練しておくこと。最良の予防は早期に原発をなくす動きをすることである。

参考資料

1）震災、原発事故後の活動集録集〜そのとき私たちが挑んだ保健活動、県民の声や姿の記録〜　平成27年3月　福島地域保健研究会

2）東日本大震災時の地域母子保健活動の課題に関する研究　分担研究報告書　（福島県）

3）相双保健所における精神障害者への対応〜大震災と原発災害発生時の緊急対応から1年間の取り組み〜福島県相双保健福祉事務所（相双保健所）　三瓶弘子

4）福島県災害時健康支援活動マニュアル　平成27年3月　福島県保健福祉部

5）第19回日本健康福祉政策学会学術大会　福幸志縁ふくしまセミナー報告集

6）東日本大震災における活動報告書〜全国からの支援に感謝を込めて〜　平成25年3月　福島県会津保健福祉事務所

7）東日本大震災における活動の記録誌　平成26年3月発行　福島県相双保健福祉事務所・福島県相双保健福祉事務所いわき出張所編集・発行

8）原子力災害の公衆衛生　福島からの発信　安村誠司　南山堂　2014

執筆者一覧

安村　誠司：　福島県立医科大学医学部公衆衛生学講座
祖父江友孝：　大阪大学大学院医学系研究科
鈴木　元　：　国際医療福祉大学クリニック
大原　利眞：　国立環境研究所
片野田耕太：　国立がん研究センター がん対策情報センター
大平　哲也：　福島県立医科大学医学部疫学講座
高橋　秀人：　国立保健医療科学院、福島県立医科大学
岡﨑　龍史：　産業医科大学産業生態科学研究所放射線健康医学研究室
青柳みどり：　国立環境研究所
越智　小枝：　東京慈恵会医科大学臨床検査医学講座
仲井　康通：　福島大学うつくしまふくしま未来支援センター 兼
　　　　　　　相双地域支援サテライト
坪倉　正治：　福島県立医科大学医学部公衆衛生学講座
　　　　　　　南相馬市立総合病院 地域医療研究センター
菅野　典雄：　飯館村村長
大石万里子：　南相馬市健康福祉部健康づくり課
本多　厚子：　福島県二本松市市民部健康増進課
中島　美鈴：　双葉町健康福祉課
風間　聡美：　福島県相双保健福祉事務所
黒田　裕子：　福島県会津保健福祉事務所
久田　満　：　上智大学総合人間科学部
渡部　育子：　一般社団法人福島県精神保健福祉協会 ふくしま心のケアセンター

福島原発事故における公衆衛生課題とその対応
－甲状腺検査と保健活動－

定価　本体 2,500 円（税別）

令和元年 10 月　発行

編著者：　安村　誠司

発行者：　松谷　有希雄

発行所：　一般財団法人 日本公衆衛生協会

〒160-0022　東京都新宿区新宿 1 丁目 29 番 8 号

TEL（03）3352-4281（代）　　FAX（03）3352-4605

http://www.jpha.or.jp/

©2019　　　　　　　　印刷　大和綜合印刷株式会社

Printed in Japan ISBN978-4-8192-0256-5 C3047 ¥2,500